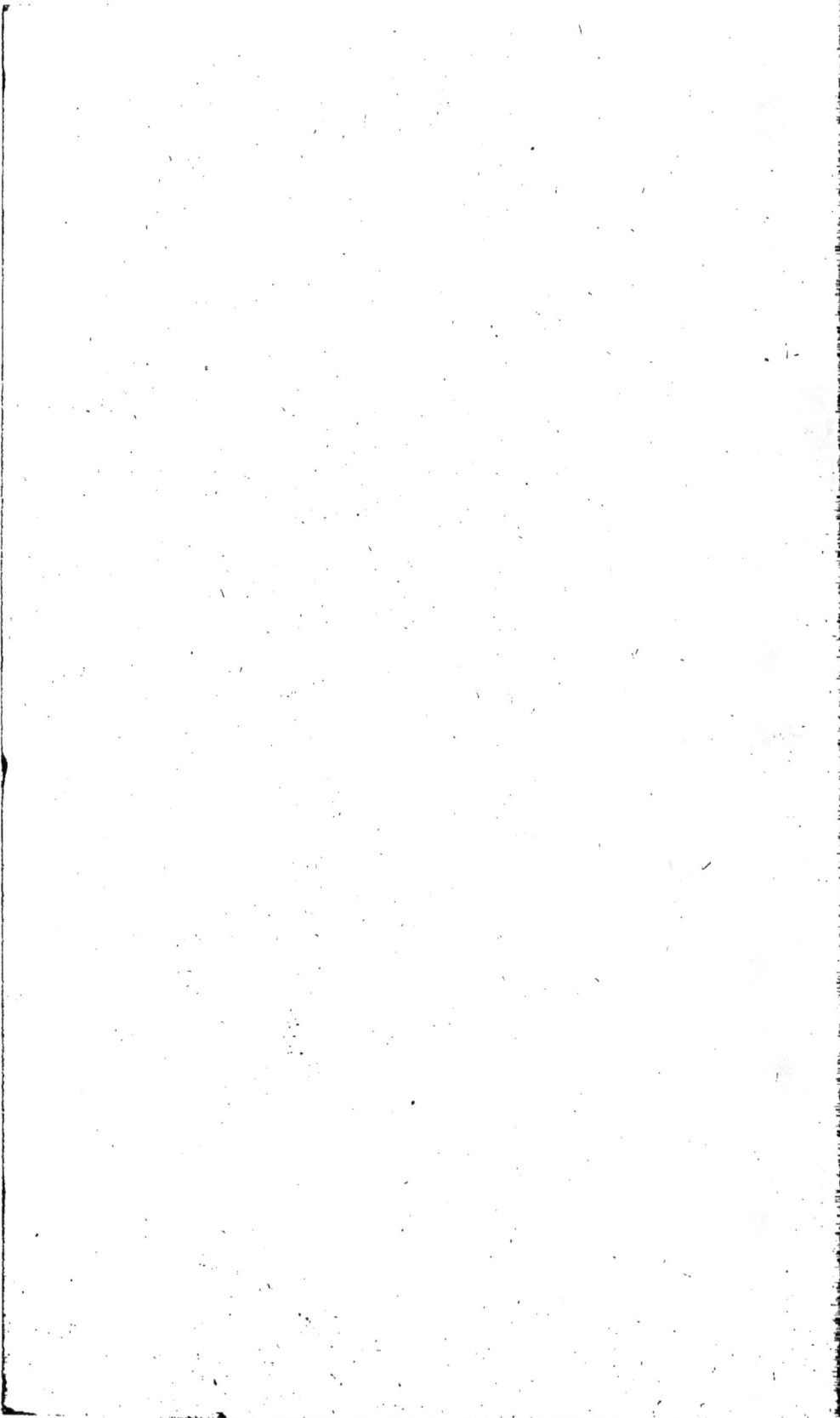

ARGUMENTS,

RÉFLEXIONS ET COMMENTAIRES,

SUR LES ŒUVRES

MÉDICO-PHILOSOPHIQUES ET PRATIQUES

DE

G. E. STAHL,

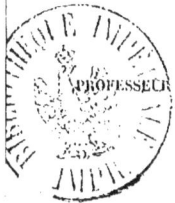

PROFESSEUR ET DOYEN DE LA FACULTÉ DE MÉDECINE DE HALLE, ETC.;

PAR A. L. BOYER,

PROFESSEUR DE PATHOLOGIE EXTERNE A LA FACULTÉ DE MÉDECINE DE MONTPELLIER,
MÉDECIN EN CHEF DE L'HOSPICE SAINT-ÉLOI,
PRÉSIDENT DES SOCIÉTÉS HYDROLOGIQUES DU MIDI, MEMBRE TITULAIRE DE L'ACADÉMIE
DES SCIENCES ET LETTRES DE MONTPELLIER, ET DE PLUSIEURS AUTRES ACADÉMIES,
LICENCIÉ ÈS-SCIENCES PHYSIQUES ET MATHÉMATIQUES, etc.

3e Fascicule. — PHYSIOLOGIE.

Extrait de la Traduction des Œuvres médico-philosophiques de Stahl
par M. BLONDIN.

MONTPELLIER,

JEAN MARTEL AÎNÉ, IMPRIMEUR DE LA FACULTÉ DE MÉDECINE,
RUE DE LA CANABASSERIE 2, PRÈS DE LA PRÉFECTURE

1860

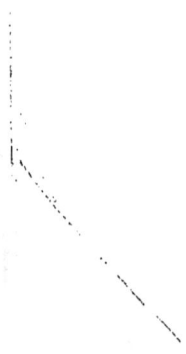

ARGUMENT

DE

LA PHYSIOLOGIE DE STAHL.

ARGUMENT

————

I. Le but principal du médecin dans sa mission spéciale étant la conservation de la vie et de la santé, il doit avoir, de l'une et de l'autre, une idée vraie, exacte, précise.

II. La *vie* considérée *phénoménalement*, et dans un individu par rapport à lui-même, est cet ensemble de fonctions ou d'actes propres aux êtres vivants qui les font subsister et les conservent pendant un temps déterminé : celui-ci mesure la durée de cette vie. Quand on définit la vie *dynamiquement*, c'est l'ensemble des *forces*, des *facultés* spéciales des êtres vivants, qui servent à l'accomplissement des actes vitaux.

Chez les végétaux et les animaux, la vie est purement corporelle : elle est organique et végétative pour les premiers, végétative et sensitive pour les seconds.

L'homme seul, sur notre terre, joint à la vie végétative et sensitive une vie supérieure, la vie intellectuelle et morale (vie humaine spécifique), qui, dans ses plus hauts degrés, s'élève jusqu'à la vie spirituelle et religieuse.

La vie végétative est le fondement de la vie sensitive : l'une et l'autre (vie corporelle) sont la base de la vie intellectuelle et morale : le corps et ses fonctions vitales sont faits pour l'esprit et ses fonctions intellectuelles, morales, religieuses, qui constituent la vie de l'esprit.

III. L'agent instrumental de ces trois formes ou degrés de la vie, c'est le mouvement et la force motrice. Son *agent substantiel*, c'est l'âme *immortelle*. Celle-ci est donc d'abord un *principe moteur* qui donne l'impulsion aux forces motrices propres au corps et qui les dirige pour un but ; l'âme est le principe moteur et directeur des mouvements propres à la vie végétative, à la vie sensitive, à la vie intellectuelle, morale, religieuse. Mais pour mouvoir et diriger, il faut un acte supérieur, il faut des sensations, des sentiments, des idées, des volontés : l'âme doit donc avoir tout cela, se rapportant à ces modes de la vie ; elle doit être partout sensitive, intellectuelle, volitivite (ou voulante). On trouve, en effet, dans l'âme une sensibilité, une intellectivité, une volonté innées, et tout cela est triple : sensibilité, intellectivité, volonté vitales ou végétatives ; sensibilité, intellectivité, volonté sensuelles ou animales ; sensibilité, intellectivité, volonté intellectuelles ou humaines.

L'intellectivité et la volonté intellectuelles constituent l'intelligence et la volonté libre, la véritable volonté : l'intellectivité vitale et sensuelle, la volonté vitale et animale sont le *vis æstimativa*, de simples appétits. C'est par analogie, par métaphore, qu'on a donné le nom d'intellectivité, de volonté (vitales ou sensuelles) à ces facultés purement instinctives ou intuitives, et aux actes qui s'y rapportent.

Dans tous ses actes, l'âme agit tantôt par ses forces propres, tantôt sous l'impulsion de son corps impressionné et mis en mouvement de manières diverses ; elle est à la fois active et passive. Dans les diverses fonctions constitutives des trois vies, nous retrouvons la part de la sensibilité, de la motilité, de la plasticité.

IV. L'essence et le but de la *vie corporelle*, c'est la conservation du corps : la *vie végétative* le conserve dans sa crâse et sa constitution intimes ; la *vie sensitive*, dans sa texture, sa charpente, ses formes extérieures. Aux actes fondamentaux de la vie végétative se rapportent surtout la sensibilité vitale des sens internes et les mouvements toniques ; aux actes de la vie sensitive se rattachent les sensations externes et les mouvements locomoteurs.

V. DE LA VIE VÉGÉTATIVE EN GÉNÉRAL. — § 1er. *Considérations sommaires.* — On y distingue trois fonctions conservatrices : la circulation, les sécrétions et les excrétions, la nutrition. Nous avons déjà reconnu, dans les écrits précédents, l'indispensable nécessité de ce travail conservateur incessant ; il repose sur ce fait, que toutes les parties du corps vivant sont et doivent être, pour leurs fonctions, dans un état constant de corruptibilité imminente, sans tomber dans la corruption : c'est la vie végétative qui, par sa lutte, maintient un juste équilibre.

La fonction vitale fondamentale est donc la *conservation de la crâse* (de la mixtion) corporelle.

Le corps humain, en vue de son exquise sensibilité, avait surtout besoin de flexibilité ; sa texture et sa crâse devaient, avant tout, être molles, flexibles ; l'élément mucido-gras[1] y domine, principalement dans les parties délicates ; il se rencontre aussi dans les parties plus dures, qui acquièrent une consistance plus grande par l'adjonction de principes plus solides.

Cet élément aquoso-mucido-gras est, chimiquement, fort disposé à la fermentation, à la dissolution, à la séparation de ses parties constitutives : cette tendance est favorisée par une humidité considérable et une chaleur modérée ; les fonctions et la force vitale conservatrices sont les agents qui maintiennent partout cette consistance, cette texture, cette corruptibilité en puissance (au degré nécessaire dans les divers points), tout en empêchant cette dissolubilité de dépasser certaines limites et de devenir une véritable dissolution ou corruption.

Les fonctions conservatrices sont des mouvements qui s'opposent à ce que les parties les plus déliées, les plus fermentescibles, ne se livrent à leurs tendances, de manière à entraîner les autres avec elles : la force vitale dirige et surveille ces mouvements, afin de maintenir en tout lieu la mixtion ou crâse normale.

Le sang est la partie la plus disposée à la dissolution corruptive, parce que la mixtion mucido-grasse y est très-prononcée ; aussi les actes conservateurs s'y observent au plus haut degré. Le sang conserve sa texture et sa crâse, par la circulation, les sécrétions, les excrétions, etc. ; il se débarrasse et débarrasse ainsi, pendant son cours, tous les organes des matières qui sont ou pourraient être nuisibles ; car la nature (ou force vitale) travaille avec prévoyance pour le présent et pour l'avenir.

---

[1] L'élément muqueux de Stahl correspond à ce qu'on nomme aujourd'hui la protéine (albumine, fibrine, gélatine), l'élément gras répond aux principes graisseux et féculents.

La nature s'occupe, avec une grande sollicitude, des parties les plus vivantes dont la texture et la crâse délicates sont exposées à une corruption imminente très-marquée, et chez lesquelles la limite peut aisément être franchie à chaque instant. Les actes vitaux y sont plus rapides, plus actifs; la surveillance est plus vigilante : ceci est manifeste pour le sang et le système nerveux.

Les tissus exsangues ou plus durs (membraneux, tendineux, ligamenteux, osseux, etc.,) ont moins de vitalité. Les tendances corruptives sont plus obscures et d'un autre genre ; on y observe plutôt un travail lent et ulcératif. Les efforts conservateurs généraux et locaux sont moins actifs, plus chroniques : cela tient à leur texture, à leur crâse où l'élément séroso-salin l'emporte sur l'élément mucoso-gras.

La crâse précède la contexture et la tient sous son empire. La force vitale dispose généralement bien toutes les molécules vivantes ; si elles sont normales, il y a ordinairement peu de danger. Ce qu'il y a de plus grave, c'est la production de principes corrompus, corruptibles, se détruisant aisément et entraînant aussi la destruction des autres.

La nature règne en souveraine dans l'œuvre qui préside à l'arrangement des tissus. Il n'en est plus de même pour leur composition intime, leur crâse : là elle partage son empire avec les forces macrocosmiques ou physico-chimiques ; quand celles-ci l'emportent sur la force ou les actes vitaux (microcosmiques), la ruine commence et le domaine de la vie s'affaiblit de plus en plus.

La force vitale, qui construit et conserve le corps, a une connaissance intuitive non-seulement de la crâse des parties, mais aussi de leur structure, considérée dans ce qu'elle a de plus intime. Ce qu'il y a de plus admirable, ce n'est point la figure extérieure, la charpente que les yeux aperçoivent ; c'est la disposition moléculaire (insaisissable pour la vue) des fibrilles élémentaires, de leurs interstices, cavités, méats, pores, etc. ; le nombre des molécules est compté avec une rigoureuse justesse, leur situation, leurs rapports sont mesurés avec précision, et cela, depuis le commencement de la vie jusqu'à la fin, en s'accommodant aux variations des âges, des sexes, en vue d'un but compliqué qui est atteint. Ce ne sont point des forces physico-chimiques aveugles qui disposent tout cela avec cet ordre mathématique si flexible et si rigoureux.

Tous les systèmes qu'on a imaginés pour transformer, même au point de vue organique, les animaux en de simples machines, s'évanouissent devant la contemplation de ces faits.

Passons maintenant à l'étude spéciale des trois grandes fonctions conservatrices de la vie végétative.

§ 2. *De la circulation et du sang.* — La circulation porte le sang dans tous les organes pour y entretenir la chaleur, la sensibilité, la motilité, et concourir aux diverses fonctions; mais elle est aussi un acte conservateur. Elle maintient le sang dans sa température, sa fluidité, sa constitution physique, chimique, vitale, normale : 1o en débarrassant l'organisme des matériaux nuisibles, vieillis, usés (excrémentitiels), 2o en recevant et élaborant des matériaux nouveaux (récrémentitiels). En entretenant ainsi le sang dans son mode physiologique, elle rend le même service à tous les organes.

Le sang est formé de trois parties : 1o sang proprement dit, corpuscules arrondis, rouges; 2o lymphe plastique ou nourricière, élément nutritif; 3o sérum constitué par divers produits qui doivent être rejetés. Le sang est un fluide mucoso-gras, contenant de plus une grande quantité d'eau et de sels.

Le sang tout entier, ou sa partie lymphatico-séreuse, pénètre partout (cœur, artères, veines capillaires, tissu spongieux ou parenchymateux général).

Ces tissus possèdent la sensibilité vitale ; le cœur et les gros vaisseaux ont la motilité animale involontaire ; les capillaires et le tissu spongieux, la tonicité. Les gros vaisseaux sont les réservoirs où les capillaires et le tissu spongieux puisent le fluide sanguin ; la force vitale se sert de la tonicité pour le distribuer aux diverses parties dans une juste mesure.

Le sang, poussé par le cœur et les vaisseaux artériels, est repris par les capillaires veineux qui le ramènent, par les veines, au centre circulatoire ; il parcourt un véritable cercle complet, ainsi que l'ont démontré les travaux modernes. Mais il ne faut pas croire, avec les iatromécaniciens, que le mouvement circulatoire s'accomplisse entièrement par l'impulsion mécanique du cœur et des gros vaisseaux, distendus ou même stimulés par le sang ; la force tonique intervient, et l'âme exerce son influence en vertu de sa sensibilité et de sa volonté vitales : c'est ainsi que le sang est répandu dans tous les tissus en proportion variable, selon les besoins de l'organisme.

Au moment où une sécrétion doit s'opérer, le sang afflue en plus grande quantité vers l'organe sécréteur, et cet afflux s'accroît avec l'activité de la sécrétion. Pendant la menstruation, la gestation, la lactation, le sang se porte en abondance vers l'utérus et les glandes mammaires, et l'intensité de ce mouvement est sans cesse en harmonie, dans son degré comme dans sa durée, avec le but qu'il faut atteindre sans le dépasser. C'est une idée vitale qui se poursuit et se réalise régulièrement dans ses moindres détails.

Quand l'âme se livre à une méditation profonde, à un travail intellectuel énergique, le sang se dirige vers le cerveau où la circulation s'active : on peut faire la même remarque pour tous les organes des sens, quand ils se concentrent long-temps et attentivement sur un objet. La circulation générale et locale se modifie sous l'influence des passions et suivant leur caractère : on rougit de honte et de colère, on pâlit de terreur ; le pouls de l'homme qui poursuit une pensée profonde, n'est pas celui du poète entraîné par une inspiration rapide. Dans tout cela, la sensibilité, l'intellectivité jouent un rôle que l'on a trop oublié : il y a autre chose qu'une impulsion mécanique et grossière.

Pendant que le mouvement circulatoire s'accomplit, et sous son influence, le sang est soumis à des décompositions, des recompositions, des élaborations, des transformations successives qui coopèrent à sa conservation constante. Le chyle perfectionné devient du sang avec ses globules et sa lymphe nourricière ; la lymphe et les globules s'usent, se changent et se mêlent au sérum ; les matériaux vieillis ou nuisibles disparaissent pour faire place à des matériaux jeunes et utiles ; les parties épaissies se fluidifient par l'introduction de parties plus liquides ; le calorique perdu est renouvelé par des actes calorifiques, parmi lesquels la respiration occupe le premier rang ; car on commet une erreur grave quand on soutient, avec nos médecins du XVIIe siècle, que la respiration rafraîchit le sang.

§ 5. *Des sécrétions et des excrétions.* — Le système vasculaire uni au système lymphatico-chylifère est un vaste appareil sécréteur et excréteur sanguin : le sang est sécrété au moyen du chyle et de la lymphe, qui produisent par leur élaboration et leur évolution la lymphe nourricière plastique et les globules, tandis que le sérum est une véritable excrétion.

Toutes les sécrétions et les excrétions s'opèrent par le même mécanisme. Les organes chargés de ces fonctions choisissent dans le sang les matériaux nécessaires à l'œuvre qu'ils accomplissent, et les soumettent à leur élaboration spéciale ; les sécrétions récrémentitielles s'emparent des principes utiles ; les sécrétions excrémentitielles saisissent les principes inutiles ou nuisibles, qui sont ensuite portés au-dehors.

Les actes mécaniques sont secondaires ; les actes fondamentaux sont vitaux. Il y a une action élective qui démontre des sensibilités spéciales, une sorte de tact, de sagesse ; tout se fait avec un ordre, une mesure, des compensations, des accords synergiques, qui supposent un régulateur unitaire pesant et proportionnant tout de manière à atteindre un but définitif (la conservation de la constitution du sang et des fluides) qui est obtenu au milieu d'une infinité de détails. Quand une sécrétion se modifie dans ses qualités ou ses quantités, des modifications nouvelles s'établissent dans les autres sécrétions de manière à établir l'équilibre.

Stahl insiste sur ce fait fondamental ; il donne une théorie générale des sécrétions et des excrétions, qui est tout au moins fort ingénieuse, et examine ensuite ce qu'il y a de spécial dans la sécrétion de la lymphe, du lait, de la salive, de la bile, du sperme, etc.

§ 4. *Nutrition.* — *A.* Dans la circulation il y a : 1° *un mouvement progressif du sang,* 2° *des sécrétions et des excrétions ;* et tout cela concourt à un acte végétatif conservateur. — *B.* Dans les sécrétions et les excrétions, on observe aussi : 1° *l'acte sécréteur et excréteur,* 2° *un mouvement progressif ;* ce sont encore des fonctions conservatrices : les unes et les autres se rapportent aux fluides. — *C.* La nutrition présente aussi : 1° *des phénomènes locomoteurs,* 2° *des actes sécréteurs et excréteurs,* qui s'appliquent aux solides. Les organes se réparent au moyen de matériaux nouveaux (récrémentitiels) ; ils s'épurent en se débarrassant des éléments usés ou dangereux (excrémentitiels) : ces deux ordres d'éléments se meuvent et se mêlent au sein des courants afférents et efférents du tourbillon nutritif.

La nutrition embrasse dans ses phases successives : 1º la digestion dans le tube alimentaire ; 2º la sécrétion de la matière nutritive extraite du tube digestif, et son élaboration ultérieure ; 5º l'assimilation, c'est-à-dire le choix des principes réparateurs qui conviennent à chaque partie, leur sage distribution, leur application à chaque organe, de manière que tout se renouvelle en restant sans cesse semblable à lui-même.

Dans la digestion, l'homme a une connaissance nette de ses besoins ; il exécute d'abord des actes volontaires : la sensibilité animale, les mouvements voulus apparaissent en première ligne ; plus tard, ou simultanément, la sensibilité vitale, la motilité involontaire, enfin la tonicité se mettent en jeu : l'estomac se livre à des élections vitales, à des mouvements en harmonie avec son choix ; il a des sympathies et des antipathies instinctives, intuitives, pour les substances qui ne conviennent point à l'organisme ; il conserve le souvenir de celles qui ont causé des dommages, même lorsqu'elles flattent le goût.

C'est surtout dans l'acte assimilateur que la force vitale déploie le mieux sa sensibilité élective, et qu'elle poursuit avec une admirable constance l'exécution du type, de l'idée (εἶδος, ἰδέα), qui conserve partout la crâse, la texture, la forme des organes. Le cerveau, le foie, les reins, les muscles, les os, etc., reçoivent la quantité de substance voulue ; la matière nerveuse, musculaire, osseuse, est saisie par les appareils nerveux, musculaire, osseux, etc. ; la quantité de matériaux à enlever ou à remplacer est pesée et mesurée avec une minutieuse rigueur ; chaque molécule se dépose dans le lieu qu'elle doit occuper, et se cimente avec les molécules voisines, etc. Ces actes ne sont point mécaniques ; mais ils se modifient sans cesse en s'accommodant aux âges, aux sexes, etc., et s'adaptent avec prévoyance à une foule de circonstances éventuelles qui sembleraient imprévues.

VI. DE LA VIE SENSITIVE OU ANIMALE. — § 1ᵉʳ. *Sensations.* —

La *vie végétative*, la *sensibilité* et la *motilité vitales*, avec tout ce qui en découle, ont pour but, comme nous venons de le voir, de conserver le corps dans sa constitution et sa texture intimes par des actes subtils et déliés. La *vie sensitive*, la *sensibilité animale*, la *motilité volontaire* ont pour objet de défendre le corps contre des agents plus externes, plus volumineux, plus grossiers, au moyen d'actes plus évidents, en rapport avec la nature de ces agents. Certainement, les sensations avec conscience fournissent des matériaux à la pensée, les mouvements volontaires sont les exécuteurs des ordres de l'intelligence; mais *leur fin première*, c'est la conservation du corps : l'âme, pour penser, vouloir et agir, s'occupe avec sollicitude de l'instrument dont l'intégrité est nécessaire pour l'accomplissement régulier de ces délicates fonctions. C'est surtout à ce point de vue que nous étudierons la sensation avec conscience et la locomotion.

La sensation est-elle active ou passive? Est-elle une action ou bien un acte passif, une impression faite sur l'âme? Elle présente ces deux modes. Quand nous voulons examiner un objet, nous tendons l'organe qui s'en occupe, pour que rien ne lui échappe; nous dirigeons l'œil, l'oreille et toutes leurs parties pour recueillir et concentrer les rayons lumineux, pour saisir le son le plus faible; l'âme est comme l'araignée ou l'oiseleur qui tendent leur toile ou leurs filets. Le soldat s'endort au milieu du bruit le plus violent qui se passe dans son camp; il veille quand il est inquiété par les bruits lointains d'une troupe ennemie : si, dompté par la fatigue, il succombe au sommeil, son âme veille encore, et l'arrache au repos dès que le bruit se rapproche ou devient plus intense. L'âme est passive lorsqu'un objet extérieur impressionne les organes ou les tend à son tour; elle perçoit cette impression, mais elle peut l'affaiblir ou la rendre plus vive, selon qu'elle lui refuse ou lui accorde son attention.

Quand l'âme a imprimé à un organe sensoriel ou à ses nerfs un certain degré subtil de tension, et qu'une impression de dehors vient le modifier, l'âme s'aperçoit de cette modification, et la perception qu'elle en a constitue la sensation. Celle-ci est instantanée; une sensation prolongée se compose d'une série de perceptions de ce genre, ne durant qu'un seul instant. L'âme, pour percevoir, réagit sur l'impression d'origine extérieure, et ne saurait, rigoureusement, être regardée comme passive. Son activité se révèle d'ailleurs par l'étendue, le degré, la concentration, la direction, etc., volontaires qu'elle donne à la sensation, par les actes ultérieurs d'attention, de jugement, d'élection, etc.

La doctrine de la passivité de l'âme dans la sensation a introduit une foule d'erreurs qui obscurcissent cette vérité fondamentale : « Le corps vivant est l'instrument et le laboratoire de l'âme raisonnable. » Ainsi, l'on a dit : 1° que la sensation s'opère automatiquement, mécaniquement, sans le concours actif de l'âme ; 2° que la sensation résulte de l'impression des particules visibles, tangibles, odorantes, sonores, etc., émanées des corps, qui laissent des empreintes ineffaçables sur la substance molle du cerveau, d'où résulte le souvenir ; 3° que la sensation, ainsi effectuée d'une manière absolue, inévitable, en vertu de la structure mécanique des parties, n'a aucun but déterminé ; 4° que l'âme ne joue aucun rôle dans la direction des actes sensitifs ; qu'elle ne s'en sert point pour remplir ses intentions, pour satisfaire ses besoins ou ses désirs. Tout cela est en opposition avec la raison et l'expérience. Comment concevoir cette masse de traces permanentes dans le cerveau sous les impressions subtiles et passagères de tant d'odeurs, saveurs, etc. ? Comment se conservent-elles dans des molécules cérébrales plusieurs fois renouvelées par la nutrition, etc. ?

Ce qu'il y a de vrai, c'est que l'âme, dans les actes de la vie animale conservatrice, dirige activement ses organes sensoriels vers les objets externes, pour les étudier, pour juger ceux qui lui sont agréables et utiles ou désagréables et nuisibles, afin de se servir des premiers, de repousser les seconds ou de s'en éloigner. A la perception sensitive succède la comparaison, le jugement, le choix, actes qui ne sont ni mécaniques ni organiques, mais dynamiques (inorganiques), et qui résultent de l'action directe, immédiate, spécifique, de l'âme pensante.

Tout cela s'opère rapidement et suppose dans l'âme des sentiments antipathiques, sympathiques, instinctifs, innés, en harmonie avec les rapports d'utilité ou de nocuité des corps qui nous environnent :

ces sentiments primitifs sont irréfléchis d'abord, institués en nous par l'ordonnateur suprême, pour la conservation de notre corps.

Les jugements de ce genre s'opèrent avec une rapidité merveilleuse : nous discernons des milliers d'odeurs, de saveurs, dans leurs plus légères nuances, sans méditation profonde, sans analyse compliquée ; nous nous les rappelons sans pouvoir les représenter sous des images figuratives, pour en fixer le souvenir. Cette promptitude, cette puissance de jugement, de détermination volontaire que possède l'âme relativement aux objets de cette espèce, sans le secours de l'imagination, d'une comparaison grossièrement figurative, d'une longue réflexion, révèle dans l'âme une puissante disposition pour cette œuvre. Il nous semble voir là une trace, un léger rayon de cette splendeur intellective, de cette appréhension instantanée et lumineuse par laquelle le premier homme, avant la chute, reconnaissait au premier coup-d'œil les propriétés intimes de tout ce qui l'entourait, et donnait à chaque chose un nom en harmonie avec ces propriétés mêmes. Cette trace, qui se trouve dans ces *jugements sensitifs* conservateurs, est encore plus marquée dans la *volonté sensitive* correspondante, relative aux objets agréables, désagréables ou indifférents.

§ 2. *Mouvement locomoteur.* — Ce mouvement est appelé à juste titre mouvement volontaire, parce que la volonté le dirige pour nous approcher ou nous éloigner des objets, une fois que le *jugement* ou la *faculté estimative* nous ont appris que ces objets nous conviennent ou ne nous conviennent point. Ce mouvement est institué pour exécuter les intentions de l'âme et les directions qu'elle désire imprimer aux membres, dans le but de connaître les objets extérieurs et d'agir sur eux afin de s'en servir surtout pour les besoins de son corps : ce mouvement est surajouté au mouvement tonique, avec lequel il a les plus grandes relations. Le *sens* du mouvement (sens musculaire) est, comme les autres *sens*, un point capital qui mérite une sérieuse étude.

C'est d'après les sentiments de plaisir et de peine, etc., communiqués à l'âme par ce *sens du mouvement*, que celle-ci se décide dans les actes moteurs volontaires, dans leur direction, leur degré, etc. On a eu tort de croire que l'âme ne préside point à tout cela, d'après ses sentiments, ses sensations, ses idées, ses lois primordiales, etc. Les raisons que l'on donne pour réfuter cette proposition si vraie, sont plus spécieuses que solides : L'âme, dit-on, possédant la réflexion et le souvenir, doit les appliquer à toutes les fonctions ; or, elle ne le fait point pour tous ces actes intimes : donc ce n'est pas elle qui les opère. Mais on ne remarque point qu'il est une foule d'actes appartenant à l'âme raisonnable qui échappent à sa réflexion, à son analyse, à son souvenir. Ainsi, quand nous visons un objet avec une pierre, nous savons que nous voulons jeter la pierre près ou loin ; et cependant avons-nous une connaissance intime, claire, précise, adéquate, de toutes les combinaisons corporelles instrumentales que nous mettons en jeu ? Par habitude nous visons juste, presque sans réflexion, analyse, souvenir.

Il y a dans notre âme raisonnable beaucoup d'actes qui s'opèrent sans conscience parfaitement distincte, sans raisonnement suivi, sans souvenir ; elle agit souvent par des sympathies ou des antipathies instinctives. Nous trouvons dans notre âme une *sagesse*, une *raison non raisonnante*, sensitive, intuitive, qu'il ne faut pas toujours dédaigner, bien qu'elle soit sujette à se tromper. Parfois elle a une aversion extrême pour le mouvement ou certains mouvements, dans des circonstances déterminées, dont la pathologie retire d'utiles enseignements. Cette *raison non raisonnante*, dans son action générale ordinaire d'ensemble, procède avec p'us de simplicité, de constance, de certitude, que la *raison raisonnante*. C'est ce que l'on voit particulièrement dans la direction de l'économie vitale : de là, cette aversion pour certains aliments, pour les médicaments, qui nous donne plus d'une fois des avertissements dont il faut tenir compte. Le raisonnement s'efforce d'en triompher, il arme contre elle la volonté raisonnée ; et cependant la victoire, achetée par une longue lutte, finit souvent par se déclarer en faveur de la raison qui ne raisonne pas. Le sens vital est une faculté spéciale de l'âme que le médecin doit examiner avec une grande attention : c'est une source précieuse de connaissances théoriques et pratiques.

VII. Du sommeil. — Le repos est la cessation des actes locomoteurs volontaires ; le sommeil est la suspension des actes sensitifs externes et de la pensée. Si l'âme est tout à la fois active et passive dans ces deux fonctions, mais que l'activité y domine, comme nous l'avons démontré, on doit en conclure qu'elle se montre de même dans le sommeil, et que celui-ci a lieu quand elle ne veut plus sentir ou penser, quand elle ne tend plus ses organes pour accomplir ces deux fonctions. Cette proposition peut se prouver aussi directement par l'observation. Quand l'âme est agitée par des sentiments vifs, par des passions, le sommeil est difficile et troublé ; la crainte, la tristesse, les désirs ardents l'éloignent ou l'empêchent entièrement, ainsi que les méditations profondes. Les sujets peu intelligents, insouciants, à imagination froide, dorment beaucoup ; les personnes dont l'esprit est vif, l'imagination ardente, se livrent aisément au sommeil dans leurs moments de calme et de paresse. Le sommeil est court, léger, inquiet chez les bilieux et les mélancoliques ; il est prolongé, profond, tranquille chez les sanguins et les phlegmatiques.

L'enfant, dont les sensations et les pensées sont superficielles, dort beaucoup et souvent ; il sent que le temps ne lui manquera pas. Le vieillard, plus soucieux, plus méditatif, repose peu ; il veut profiter des quelques instants qui lui restent et de ce présent qui n'a presque pas d'avenir.

Les rêves sont un demi-sommeil, composé de lambeaux de sensations, de souvenirs, d'imaginations, de pensées, mal associés ensemble parce que le travail synergique des diverses facultés de l'âme ne vient plus en maintenir et en assurer l'harmonie.

Ce qui prouve encore l'activité de l'âme dans le sommeil, c'est le réveil à une heure précise, lorsqu'une volonté forte l'a commandé pendant la veille. L'âme compte et mesure le temps avec exactitude, sans que l'homme *ait conscience* de ce travail sourd et de cet effort continu. Cette œuvre cesse d'être pénible par l'effet de l'habitude : on se réveille alors chaque jour à une heure fixe, sans un ordre formel et réitéré de la volonté.

On doit reconnaître, néanmoins, qu'il y a aussi dans le sommeil un élément passif dans lequel les causes matérielles viennent montrer leur influence ; mais celles-ci agissent probablement sur l'âme et la vie intellectuelle et morale plus encore que sur le corps et la vie corporelle. On peut le constater dans l'ivresse somnolente, dans le sommeil par narcotisme : alors l'âme entreprend une lutte pendant laquelle on la voit tour-à-tour reprendre et perdre une action affaiblie ou désordonnée ; son activité se porte vers des idées bizarres, mal coordonnées, sur lesquelles elle se concentre : de là, ces hallucinations, ces pensées et ces actes étranges et confus qui se prolongent jusqu'au moment où ce sommeil éveillé, mélange de deux états contraires, est complétement dissipé.

L'assoupissement qui suit un repas copieux est une preuve nouvelle de l'activité de l'âme dans le sommeil : nous sentons alors le besoin de concentrer toutes nos forces sur le travail digestif qui est pénible, et l'âme cède volontiers, sans effort, sans résistance, à cette utile et salutaire sollicitation.

VIII. Génération. — C'est une fonction plastique du même *genre* que la nutrition ; mais elle a des caractères spécifiques. La force génitale plastique a été attribuée surtout au sperme du mâle, à ses esprits vitaux, génitaux, soit innés et inhérents, soit incurrents et influents ; on leur a donné ainsi de l'intelligence, de la science, etc. Il est plus naturel de rattacher à l'âme cette force plastique *intellective,* motive, directrice, qui construit le corps pour l'approprier à ses usages. Quelques physiologistes ont accordé aux agents intermédiaires imaginés par eux la force motive impulsive, et à l'âme sa direction.

On a soulevé à propos de la génération une foule de questions qu'on ne peut résoudre scientifiquement, c'est-à-dire rigoureusement et démonstrativement. Quels sont dans l'acte plastique formateur le rôle de la mère, du père, du principe animateur de l'enfant ? Comment ce principe animateur s'introduit-il avec la semence ? Pour tout cela, nous sommes réduits à des conjectures. Stahl combat diverses hypothèses physiques, métaphysiques, l'action exclusive directe de Dieu, etc.; il décrit ensuite, expérimentalement, les phénomènes de l'évolution fœtale ; puis il émet les propositions suivantes :

1° L'homme est constitué par un corps (agrégat matériel) et par une âme immortelle, douée de sentiment, d'intuition, de raison et de raisonnement, qui dirige immédiatement tous ses actes vitaux, animaux, intellectuels et moraux, en se servant de ce corps comme d'un instrument.

2o Cette âme a une connaissance intuitive ou instinctive, sans conscience, innée, des actes nécessaires pour le construire dans une matière convenable qui lui est donnée, pour le développer, le conserver, le nourrir.

5o Reste à savoir à quelle source l'âme humaine fœtale puise sa matière corporelle première, ses forces motives, ses idées directives innées. Ici surtout apparaissent les conjectures, les opinions ; voici celles que Stahl regarde comme les plus probables.

A. La mère fournit la matière première en entier et les premiers matériaux nutritifs ; *B.* elle imprime, de plus, dans une proportion notable, le cachet, l'idée typique de la configuration ; *C.* le père a aussi sa part sous ce rapport, mais c'est lui qui donne surtout l'impulsion motive, l'étincelle ; *D.* l'âme du fœtus formée par Dieu en reçoit l'intelligence et tout ce qui s'y rapporte. Quand elle a pénétré dans la matière fournie par la mère et excitée par l'impulsion paternelle, elle profite de ces cachets, de ces idées typiques materno-paternelles pour construire les rudiments fondamentaux de son corps, le développer, etc. Cela fait, l'évolution ultérieure rentre dans les actes plastiques de la simple nutrition.

Les deux grands appareils fondamentaux sont le système nerveux et le système vasculaire.

IX. DE LA VIE INTELLECTUELLE. — L'homme a été créé pour la vie intellectuelle ; il est sorti des mains de Dieu *une intelligence servie par des organes.* Mais, abusant de sa liberté, il a été frappé par la chute, et la vie corporelle est devenue pour lui si difficile, la vie intellectuelle si pénible, que la plupart des hommes ne sont plus que des *organismes servis par une intelligence qu'ils asservissent le plus souvent.* L'homme d'aujourd'hui n'est que l'ombre, le fantôme de l'homme primitif, du protoplaste ; il ne présente que des traces fugitives et presque effacées de ses splendeurs premières, physiques, intellectuelles, morales, et l'on ne parvient qu'avec beaucoup d'efforts et d'attention à reconnaître le véritable homme dans l'homme tel qu'il s'est fait maintenant. Le rayon divin primitif qui nous illuminait d'abord s'est tellement affaibli et se perd au milieu de si profondes ténèbres, qu'il parvient à peine à en éclairer quelques parties. La région obscure et inférieure de l'âme a si bien envahi la portion claire et supérieure, que la conscience humaine, altérée, renfermée dans d'étroites limites, ne rend chez la plupart des hommes que des témoignages sourds et indécis; que la volonté libre, incertaine, énervée, chancelante, subit mollement, ou après une lutte courte et sans énergie, tous les jougs que la volonté sensuelle vient lui imposer à chaque instant.

L'homme était un organisme admirable dans lequel la vie corporelle servait de base à la vie intellectuelle qui en formait le couronnement; l'édifice a été ébranlé depuis son sommet jusqu'à sa base; la vie corporelle a pris le dessus sur la vie animale; le physique a dominé le moral; l'animal a dominé l'homme. La psychologie vitale et animale (si l'on veut nous permettre cette métaphore) a troublé, altéré, affaibli, effacé presque et dénaturé la psychologie humaine.

X. Des passions.—Les passions n'appartiennent pas exclusivement à la vie raisonnable et intellectuelle, elles se rattachent aussi à la vie corporelle; si elles se rapportent aux actes raisonnants et sensitivo-rationnels, elles exercent de même une influence évidente sur les fonctions vitales les plus générales et les plus spéciales. Cette influence des passions présentes n'est point superficielle ou précaire, car elle produit la défaillance ou les plus graves excès dans les mouvements vitaux, comme le prouvent les variations du pouls dans la joie, la terreur, etc. Les esprits les plus simples, les enfants, les femmes, les hommes dont la raison manque d'exercice ou de fermeté, nous montrent cette action de la manière la plus manifeste.

La vie corporelle, à son tour, les fonctions vitales agissent vivement sur la vie intellectuelle, sur les mouvements de l'âme, de telle sorte que l'esprit est plein de vigueur ou languit suivant les dispositions du corps. L'intelligence subit des troubles en harmonie avec la nature et la gravité des lésions corporelles, ainsi qu'on le voit dans les divers délires, surtout dans les délires maniaques.

J'éprouve de la répugnance à rappeler les fables misérables au moyen desquelles nos modernes ont voulu expliquer ces faits remarquables: ainsi, l'on a dit que les objets physiques externes, au moyen de rayons lumineux, de vibrations sonores, de chatouillements sensitifs, mettaient en jeu les esprits (vitaux et animaux) qui imprimaient mécaniquement sur le cerveau, comme le feraient un

cachet ou un poinçon, des images visuelles, sensitives, olfactives, etc.,
représentant les qualités de ces objets mêmes, et l'on a fait reposer
là-dessus toute la théorie des sensations et des actes psychologiques.

J'examinerai seulement, en passant, la doctrine de ceux qui soutiennent que les effets des passions sur les actes vitaux s'expliquent
aisément par la perturbation des esprits : l'âme troublée et chancelante imprime, suivant eux, des mouvements désordonnés et
tumultueux aux esprits intellectuels, qui répandent une perturbation correspondante dans la légion entière des esprits (vitaux,
animaux, etc.), et ceux-ci altèrent de même toutes les fonctions
auxquelles ils président. Cette théorie, spécieuse quand on se borne
à un examen superficiel et général, tombe d'elle-même en ruines
dès qu'on essaie de l'appliquer aux faits particuliers, aux détails.
Dans le désordre même des passions, on découvre encore certaines
lois, certaines tendances de l'âme qui, sous leur influence pathé-
tique, cherche à imprimer à ses actes et à ses mouvements une
direction synergique en rapport avec les sentiments dont elle est
agitée.

Dans les passions, l'âme travaille rapidement et sans une élaboration droite et convenable sur les impressions sensitives ou sur les
souvenirs qu'elle puise dans son imagination : de là, des conclusions
intempestives et prématurées qui ne sont point accompagnées d'une
appréciation convenable de toutes les circonstances, ou du moins
des circonstances fondamentales qu'il faudrait examiner et peser par
une estimation raisonnée et morale, plutôt que par un sentiment et
un jugement brusque et purement sensuel. De ces conclusions
brutes et précipitées résultent des intentions ou des volontés intempestives, qui entraînent des mouvements réellement volontaires
correspondant à ces intentions et offrant le même caractère. Ainsi,
dans la colère, nous voyons des efforts impétueux pour saisir, repousser, arracher, dompter ; le sang se porte vers les parties extérieures, vers les muscles, dont les trépidations toniques de plus en
plus puissantes et rigides préparent le corps au développement d'une
force et d'une vigueur plus grandes pour exécuter les mouvements
volontaires les plus énergiques et les plus violents ; les mouvements
convulsifs sont parfaitement en rapport avec ces luttes impétueuses

que les hommes entraînés par une vive colère soutiennent contre ceux qui veulent les retenir ou s'opposer à leurs efforts. La colère assouvie selon les désirs de l'âme, quand elle n'est pas suivie de repentir, ne nuit point au corps; s'il arrive, au contraire, qu'elle soit comprimée sans être satisfaite, elle laisse dans l'esprit, lorsqu'elle est violente, un long ennui, une longue inimitié, et entraîne dans le corps des actes digestifs et nutritifs vicieux, des langueurs et du marasme dans les fonctions vitales, du délire et des convulsions. Ces exemples, et cent autres du même genre, démontrent l'accord et l'harmonie des intentions, des tendances morales et vitales, ainsi que le lien qui les unit.

XI. Des tempéraments.—Le tempérament est physique ou moral: chaque homme a, dans les actes de sa vie corporelle et de sa vie intellectuelle et morale, un mode spécial, un type général qui le caractérise; ce type constitue son tempérament. Le tempérament *physique* représente le caractère de sa force vitale, le tempérament *moral* celui de sa force intellectuelle et morale : or, ces deux tempéraments ont l'un sur l'autre une si grande influence, ils sont liés par des rapports si étroits, que l'un d'eux peut servir à juger l'autre. Ceci, du reste, est facile à concevoir : le tempérament physique détermine la quantité, la direction, les qualités, etc., des mouvements que la force vitale imprime à l'organisme vivant; il donne donc à la force vitale ses habitudes, ses tendances, son type; celui-ci se réfléchit sur la force pensante, qui prend un type correspondant. Aussi l'on peut affirmer, avec les anciens, que les habitudes et les mœurs de l'âme suivent les tempéraments et sont en harmonie avec eux.

Cette proposition, qui s'établit naturellement *à priori*, se démontre parfaitement au moyen de l'observation directe.

Il y a deux types fondamentaux de tempéraments, qui donnent naissance aux quatre tempéraments cardinaux : le sanguin, le lymphatique, le bilieux, le mélancolique. Ces tempéraments se moulent sur la crâse du sang, qui détermine aussi celle des solides.

Dans le tempérament sanguin, les principes aquoso-salins, fibrineux, sulfuro-gras, sont dans de bonnes proportions; le sang riche, délié, florissant, convenablement fluide, pénétré d'une douce chaleur, coule facilement dans des vaisseaux suffisamment amples à travers des tissus spongieux et parenchymateux aisément perméables ; toutes les fonctions s'exécutent régulièrement, sans effort; le pouls est large, sans trop de plénitude, libre, exempt de tension.

Chez les phlegmatiques (lymphatiques), le sang est trop aqueux, manque de chaleur et tend à la dégénération saline; il coulerait sans peine dans des vaisseaux étroits et des parenchymes lâches, si ces organes avaient un ton assez grand; mais il éprouve des embarras parce que ce ton fait défaut et que ces parties sont chargées de sérosité; le pouls est lent, mou, faible; il y a peu de chaleur, d'ardeur, d'activité; la graisse devient abondante.

Les bilieux ont un sang fibrineux où l'élément sulfuro-gras, inflammable, prédomine; les vaisseaux sont amples et tendus, les tissus denses et serrés; néanmoins le sang bien coulant se répand dans tous les points qu'il doit parcourir, grâce à sa constitution même, au ton des parties, à l'excitation qu'il produit. Aussi le pouls est-il vif, plein, fort, la chaleur élevée; tout se fait et a besoin de se faire avec une activité soutenue. Le sang tend à s'échauffer et à subir des fermentations corruptives plus vives et plus profondes.

Le sang des mélancoliques ou atrabilaires est surchargé de matières terreuses, tandis que le principe sulfuro-gras existe dans une proportion relativement trop petite : ce liquide, noirâtre, peu dilué, visqueux, tendant à s'épaissir, coule difficilement à travers un tissu spongieux aride et compact; une impulsion puissante est nécessaire pour vaincre ces obstacles; aussi le pouls, plein et très-fort, offre néanmoins de la lenteur.

Les tempéraments moraux qui correspondent à ces tempéraments physiques, sont tout-à-fait en harmonie avec eux.

Ainsi, chez les sanguins, où la force vitale remplit les fonctions corporelles avec facilité, l'âme se complaît dans les jouissances qui en résultent et s'habitue à ne se livrer qu'à de médiocres efforts; aussi les sanguins ont l'esprit libre, ils sont gais, voluptueux, insouciants, amoureux de l'abondance et des plaisirs sensuels qu'ils apprécient avec intelligence; bien qu'ils se complaisent dans une douce indolence, ils aiment la gloire et les honneurs faciles; ils se montrent ouverts, peu rusés, peu défiants, troublés en présence de l'imprévu, pleins d'anxiété en face des obstacles subits, graves et

présentant quelque apparence de danger ; manquant de toute réso-
lution, et même désespérés dans les périls véritables et pressants, ils
deviennent vains et glorieux quand l'orage est passé et qu'ils ont
eu le bonheur de lui échapper ; s'ils ont été forcés de supporter
quelque lutte, ils sont pleins de faconde pour célébrer leur courage ;
l'expérience des plus légers périls les rend timides, mais lorsque
rien ne les menace, ils savourent avec délices les charmes du loisir
et de la sécurité.

Stahl établit de même les relations qui se trouvent entre chaque
tempérament physique et moral. L'âme, dans ses facultés psychiques,
prend des habitudes d'ardeur, de sollicitude, de persévérance, etc., ou
de faiblesse, d'indolence, d'incurie, selon que sa faculté vivifique,
d'après les soins que réclame le corps à cause de sa constitution,
offre des habitudes de ce genre.

XII. Des ages.—L'homme, depuis sa naissance jusqu'à sa mort,
présente une série d'évolutions soumises à des lois assez fixes pour
qu'on puisse les diviser en périodes : celles-ci prennent le nom d'*âges*,
marqués par des mutations importantes, et établissant la double
échelle ascendante et descendante que nous parcourons pendant
notre existence.

Les différences physiques et morales qui caractérisent les âges,
tiennent aux variations de l'activité vitale. En vertu d'une loi primordiale, elles sont soumises à la septennalité. C'est par suite des
lois qui lui sont propres que l'âme déploie, pendant chaque âge, des
modes spéciaux appropriés à la texture des parties, à l'état des
fluides, aux actes qu'il faut accomplir, au but qui doit être atteint.
Ce principe donne la clef des phénomènes qui se manifestent dans les
divers âges. Il y a là un plan, un type, une idée générale que l'âme
réalise, en réglant sur elle les quantités, les qualités, les directions
de ses forces sensitives et motrices.

On distingue six périodes principales, qui peuvent elles-mêmes se
subdiviser : l'enfance, la jeunesse, l'adolescence, la virilité, la
vieillesse et la décrépitude.

La vie corporelle (nutritive et sensitive) qui sert de base et de
support à la vie intellectuelle et morale et qui la précède, est celle
dont l'âme doit s'occuper spécialement dans l'enfance ; les systèmes

nutritif et sensitif sont alors les centres d'une grande activité. Les appareils digestifs (bouche, estomac, intestins, glandes correspondantes, vaisseaux lymphatiques, chilifères, organes sécréteurs, la peau, etc.) d'une part, les organes des sens de l'autre, deviennent le siége d'un travail considérable et incessant ; aussi est-ce vers la tête, l'abdomen, etc., que se dirigent les mouvements fluxionnaires. L'enfant mange, sent et dort pour développer son corps, se mettre en rapport avec le monde extérieur et réparer par le sommeil cette fatigue de la veille. Le tourbillon nutritif et sensitif est considérable ; le pouls est rapide sans être fort, parce que les fluides sécréteurs ont besoin de traverser promptement toutes les parties, et qu'ils le font sans effort, au milieu de tissus tendres, lâches, aréolaires, d'une extrême perméabilité. Les systèmes moteur et sensitif présentent le même caractère : l'impressionnabilité est vive, prompte, mais inconstante et superficielle ; les mouvements, très-multipliés, ont peu d'énergie, peu de persistance, ils sont incertains et mal déterminés ; les excrétions sont abondantes et actives, comme les sécrétions et la nutrition ; la mémoire et l'imagination se développent successivement et dans un temps assez court ; mais ces facultés sont, avant tout, sensitives. L'enfant saisit vite et se rappelle aisément, mais il réfléchit à la hâte et ne creuse pas.

Ceci nous explique toute la physiologie des enfants et leur pathologie ; ses maladies ont surtout pour siége la tête et la face (l'encéphale, les yeux, les oreilles, la bouche, etc.), les systèmes digestif et lymphatique, la peau, les muqueuses, etc. Le caractère de ses affections est, de plus, nerveux, spasmodique, convulsif.

XII. Du sexe. — La femme diffère de l'homme : 1o par une sensibilité physique et psychique plus grande ; 2o par la disposition de ses tissus plus molle, plus délicate, moins serrée, plus faible, qui lui donne un tempérament plus humide, plus aqueux ; 3o par une prédominance des forces nutritives et plastiques ; 4o par la spécialité de ses organes reproducteurs, gestateurs, et le but auquel ils sont destinés ; 5o par les fonctions menstruelles. Toutes ces propositions sont simples et évidentes ; arrêtons-nous sur la prédominance des actes nutritifs et hémato-poiétiques, et sur la direction spéciale du sang vers l'utérus. Ce dernier point se rapporte à la fonction dominante finale de la femme, la nutrition du fœtus : cette fonction laisse partout son empreinte.

Le sang est surabondant chez les femmes, ainsi que le prouvent la nécessité de l'évacuation menstruelle et les troubles qui accompagnent les dérangements de cet acte d'excrétion sanguine, le seul normal, le seul naturel dans l'espèce humaine. Il fallait que cela fût ainsi ; car la femme, depuis le moment de la puberté, étant toujours prête à concevoir, porter, nourrir, allaiter des enfants, devait avoir constamment pour cet objet un excédant de sang en réserve ; aussi la menstruation cesse pendant la gestation, diminue durant l'allaitement et reparaît ensuite avec sa régularité accoutumée [1].

La femme, lymphatico-sanguine, avec des vaisseaux médiocrement volumineux, doués, ainsi que le cœur, d'une force qui n'est pas très-grande, avait besoin de présenter partout une texture molle et spongieuse, pour que le sang pût traverser les organes sans effort et y être contenu sans peine, malgré son abondance. Chez elle, nous voyons abonder les tissus cellulaire et spongieux où se ramifie un vaste réseau de vaisseaux capillaires fins, déliés, largement anastomosés entre eux. Les systèmes lymphatique et nerveux capillaires présentent la même disposition. Cette texture est en harmonie avec l'exquise sensibilité de la femme et avec le rôle qu'elle doit remplir. C'est à elle qu'on doit rattacher sa fraîcheur, son éclat, la rondeur, la suavité, la grâce de ses mouvements, de ses formes, le caractère spécial de sa sensibilité physique, etc. Celle-ci se rapporte au désir et à la nécessité de plaire ; elle s'accommode, dans l'occasion, aux commotions vitales, rapides et intenses qui sont quelquefois nécessaires pour faire face aux obstacles et aux dangers des distributions et des progressions vitales insolites du sang. La femme présente aussi dans sa nature psychologique des modes sensitifs et pathétiques (passionnels) qui lui sont spéciaux : nous noterons surtout le désir de plaire, la timidité, la disposition à une vie oisive plutôt que laborieuse et pénible, l'inconstance. On pourrait en

[1] Cette remarque permet d'expliquer naturellement l'existence de la menstruation si exclusive à la femme, qu'elle ne se retrouve point ailleurs. La menstruation est la cause plus encore que l'effet du détachement de l'ovule, qui a lieu chaque mois : s'il en était autrement, les femelles des ovipares devraient avoir une menstruation quotidienne.

trouver la cause éloignée dans sa véritable destination finale, la conservation de l'espèce. Le désir et les moyens de plaire lui sont donnés pour inspirer de l'amour ; la méticulosité, la sollicitude lui étaient nécessaires, puisqu'il lui faut de la vigilance non-seulement pour elle, mais aussi pour un être plus délicat auquel les objets du dehors peuvent porter des atteintes graves ou fâcheuses qu'il importe de prévoir avant même qu'elles n'aient agi ; enfin, l'inconstance, la mobilité la disposent à répandre son affection sur plusieurs enfants qui viendront l'entourer, dont elle sera le premier instituteur, le gardien et l'appui.

XIV. DE LA MORT.—La mort est naturelle (par vieillesse) ou accidentelle (par maladie, par une grande violence physique). La mort naturelle est bien plus rare chez l'homme que chez les animaux, surtout chez les bêtes féroces vivant à l'état sauvage. Il est cependant un certain nombre d'hommes qui meurent par les progrès de l'âge, et l'on est en droit de se demander : Pourquoi meurent-ils dans ce moment plutôt que dans un autre ? Puisqu'ils ont pu vivre pendant si long-temps, pourquoi ne continuent-ils pas encore à conserver l'existence ?

Bien des médecins qui ne peuvent pas expliquer la vie, s'imaginent qu'ils expliquent parfaitement la mort ; mais leur théorie ne supporte point un sérieux examen, car ce dicton populaire : « Tant va la cruche à l'eau qu'enfin elle se casse », et tout ce qui lui ressemble, ne constitue point une démonstration scientifique.

On dira que la mort naturelle est due à l'altération successive des instruments matériels, suite de l'âge ; que l'on voit, en effet, peu à peu les rides de la peau, la chute des cheveux et des dents, l'affaiblissement des muscles, etc. ; que le temps et le service usent les organes, etc. Mais à tout cela on répondra : 1o Pourquoi jusqu'après trente ans les organes acquièrent-ils plus de force et de développement, au lieu de s'user ? Pourquoi un exercice convenable, loin de produire cette usure, détermine-t-il en eux un accroissement de volume et d'énergie ? (Ici, nous sommes certes bien loin des lois et des nécessités mécaniques.) Pourquoi tant de vieillards, avec une apparence caduque, continuent-ils à vivre et à jouir d'une bonne santé ? Pourquoi, dans les maladies chroniques,

l'existence se maintient-elle malgré de très-graves lésions matérielles ? Pourquoi celui-ci résiste-t-il avec des altérations de ce
genre, tandis qu'un autre succombe à des lésions bien moins
considérables ?

Il ne faut donc point s'arrêter simplement à des considérations
mécaniques absolues et à l'examen du matériel de l'organisme ; on
doit remonter jusqu'aux fonctions, aux facultés, à l'activité, à la
force vitales. C'est là ce qui règle, dans l'ensemble et dans les
détails, l'accroissement et le dépérissement graduel qui se termine
par la mort. L'énergie impulsive et conservatrice de la force vitale
a une durée limitée, après laquelle elle décroît et puis s'éteint. On
sait d'ailleurs que l'âme partage avec les forces macrocosmiques
l'empire qu'elle exerce sur la crâse de nos parties, et qu'elle peut
être plus ou moins vaincue dans la lutte qu'elle doit soutenir.

« On ne meurt point parce que l'on est malade, mais parce que
» l'on vit : le même danger nous menace encore après la guérison. »
*Morieris non quia œgrotas, sed quia vivis : ista te calamitas etiam
sanatum manet.* (Sénèque.)

RÉFLEXIONS ET COMMENTAIRE

LA PHYSIOLOGIE DE STAHL.

RÉFLEXIONS ET COMMENTAIRE.

CONSIDÉRATIONS GÉNÉRALES.

Nos lecteurs ont dû reconnaître que la considération de la cause finale ou du but est ce qui domine dans les écrits de Stahl : c'est elle qui lui sert de guide principal dans l'étude de la nature et la composition de ses ouvrages ; elle le dirige dans le choix des matériaux, leur disposition, leur enchaînement, le relief qu'il donne à chaque partie. Pour bien comprendre le caractère de sa physiologie, nous commencerons donc par examiner quel en est l'objet. L'auteur veut nous donner surtout une physiologie générale, essentiellement médicale et pratique, servant de guide au lit des malades et formant une introduction à la clinique ; il veut la ramener à quelques idées législatrices, à quelques dogmes fondamentaux et féconds dont il présente le résumé, en indiquant sommairement quelques-unes de leurs nombreuses applications. Il tient cependant à établir et à démontrer ses préceptes, de manière à convaincre des lecteurs éclairés, en les appuyant sur la raison, l'observation, l'histoire. A la partie dogmatique il joint une polémique justificative et une polémique critique. Dans celle-ci, il réfute toutes les doctrines différentes de la sienne : c'est le mode Hippocratique. Ce vaste cadre est renfermé dans un ouvrage bien court, eu égard à toutes les questions qu'il renferme, puisque son livre n'a que 267 pages, format in-16, dans l'édition Choulant (Leipsick, 1831).

On conçoit, dès-lors, les difficultés qu'il a dû vaincre, et celles plus grandes encore qui s'offrent à ses lecteurs. Celles-ci tiennent : 1° aux sujets qu'il traite ; 2° à la forme compacte sous laquelle il les a resserrés ; 3° à la rapidité de la composition, qui ne lui a point permis de suivre une méthode régulière, simple, facile ; 4° à l'obscurité, à la sécheresse de son style, enveloppé, par-dessus tout cela,

de nombreuses métaphores; 5° à sa phrase scholastique plus allemande que latine; 6° au genre de lecteurs auxquels il croit s'a-
dresser et auxquels il suppose sagacité, patience, bonne volonté
(*benevoli lectori*, au lecteur bienveillant) et une profonde connaissance de la science passée, de la science contemporaine et surtout
de tous ses écrits précédents. Ces considérations nous expliquent
comment sa *Physiologie* fut, pour les hommes de son époque et ses
successeurs immédiats, une sorte d'énigme que l'on ne put déchiffrer
qu'avec de prodigieux efforts; cependant on en comprit si bien
l'importance, que les plus beaux génies ne reculèrent point devant
un si pénible travail, soit pour défendre le Stahlianisme, soit pour le
combattre, soit pour le perfectionner, soit pour l'appliquer. La philosophie, les sciences physiques et médicales choisirent cette doctrine
comme un champ de bataille sur lequel s'établirent les luttes les plus
violentes, les plus opiniâtres, les plus prolongées; elles se continuent
encore aujourd'hui; elles ont exercé depuis, elles exercent maintenant, elles exerceront dans l'avenir la plus grande influence sur les
sciences philosophiques, physiques et médicales, considérées dans
leur ensemble et leurs différentes parties.

De ces remarques, nous pouvons rigoureusement déduire ces deux
conclusions: 1° La Physiologie de Stahl est, pour nous, une œuvre
de la plus haute importance, qui doit avoir un grand poids dans les
destinées futures des sciences les plus élevées, car elle doit faire de
nos jours ce qu'elle a fait jusqu'ici; elle doit continuer à mettre en
contact, en face de la raison, de l'expérience, de l'histoire, le génie
antique et le génie moderne, pour les fortifier et les éclairer l'un par
l'autre au moyen de ce contact incessant; elle doit, en un mot, représenter l'Hippocratisme baptisé dans le spiritualisme chrétien pratique, et tendant à se vivifier de plus en plus par le génie propre et
les grandes découvertes des XVIIᵉ, XVIIIᵉ, XIXᵉ siècles: 2° Le travail au moyen duquel on peut accomplir cette œuvre, en prenant
pour base la Physiologie Stahlienne, est entouré de difficultés nombreuses, qui réclament surtout de la persévérance, des recherches
longues et pénibles, beaucoup de temps, parce que les doctrines au
milieu desquelles Stahl a vécu, la langue dont il fait usage, sont peu
connues et presque oubliées; parce qu'enfin, la médecine, la philosophie, la physique grecques, et les mêmes sciences latines, qui n'en

offrent le plus souvent que de pâles copies, nous sont si peu familières, qu'elles nous sont présentées partout, sauf quelques rares exceptions, sous un aspect incomplet ou même faux sur presque tous les points. On a défiguré bien plus encore l'arabisme et le moyen-âge; la renaissance et le XVIIᵉ siècle n'ont pas même été épargnés. Bacon, Descartes, Leibnitz, etc., d'une part; Paracelse, Van-Helmont, Sydenham, Boërhaave, Hoffmann, etc., de leur côté, auraient bien de la peine à se reconnaître sous le masque et les vêtements d'emprunt qu'on leur a capricieusement imposés : ce sont des médailles dont l'empreinte s'est peu à peu effacée en passant dans une foule de mains profanes qui n'ont pas eu le soin de les respecter. Heureusement le XIXᵉ siècle, avec son esprit et son habileté archéologiques et historiques, s'applique à les restaurer pieusement, avec autant d'ardeur que de succès. Dans quelques années, nous pourrons comprendre les admirables monuments que les esprits supérieurs de tous les temps et de tous les pays nous ont légués ; nous pourrons nous entretenir familièrement avec leurs auteurs; nous verrons alors, de plus en plus, que la science et le génie d'une époque ne déploient toute leur puissance et n'ensemencent largement l'avenir, qu'en ayant le soin de joindre à leurs propres forces celles que leur donnent la science et le génie du passé.

Si nous voulions remplir en ce moment dans son entier, au triple point de vue de l'histoire, des doctrines, de la pratique, la tâche laborieuse mais éminemment utile que nous avons acceptée, nous devrions, dès à présent : 1° compléter l'exposition de la Physiologie Stahlienne, en présentant sur chacun de ses points les nombreux développements qui lui ont été donnés par le chef lui-même et par ses disciples immédiats les plus éminents, dans une série de dissertations très-étendues, où chaque question a été longuement traitée *ex professo;* 2° comparer ces dogmes avec ceux de leurs principaux adversaires, qui sont aussi des hommes de la plus haute valeur; 5° juger ces travaux divers d'où sont sorties nos idées physiologiques actuelles, en faisant la part des erreurs et des vérités qu'ils renferment, et montrant le rôle que chacun d'eux a rempli dans les progrès réels qui ont été successivement obtenus; 4° nous devrions enfin y joindre un résumé succinct mais complet des grandes recherches contemporaines, en déterminant ce qu'elles contiennent de positif,

de douteux ; en mettant à découvert ce qui nous paraît faux ou prématuré, bien que généralement adopté, sans oublier d'en indiquer
l'origine, la filiation, et de tracer les lois qui ont été saisies dans leur
évolution. Une œuvre de ce genre formerait un ouvrage beaucoup
plus long que le texte de Stahl, et reproduirait une partie considérable de nos études physiologiques, dont un petit nombre se trouve
consigné dans quelques mémoires, tandis que la plupart ont été développées dans nos leçons : ce sera l'objet d'une publication spéciale [1].
Nous en esquisserons seulement le cadre dans le rapide commentaire
que nous allons placer sous les yeux de nos lecteurs.

I. Au commencement du *Vindiciæ*, Stahl nous apprend qu'il a
fait connaître sa doctrine, en mettant au jour une série d'opuscules
et de dissertations publiées sous son nom ou sous celui de ses élèves,
de manière à embrasser ainsi dans son ensemble la médecine tout
entière ; plus tard, il a résumé ces divers travaux dans un livre
court qu'il s'est efforcé de rendre complet et où il a voulu que tout
se trouvât méthodiquement disposé. Cet ouvrage est intitulé : *Theoria
medica vera*.

On comprend aisément les avantages de cette marche. Dans ses
opuscules, Stahl avait soumis au contrôle de la discussion publique
une suite d'études habilement coordonnées, d'après un plan unitaire
où chaque point de la science était largement fouillé, soigneusement
approfondi. Ces recherches avaient subi l'épreuve des vives contro-
verses qu'elles avaient soulevées, et qui avaient porté dans chaque
question une plus vive lumière. Le professeur de Halle avait donc
obtenu ainsi d'immenses matériaux, perfectionnés par de longues
méditations devenues plus profondes au contact de la critique et par
des épurations successives : c'est là qu'il vint puiser et qu'il choisit
pour construire son grand édifice.

Ne croyons pas néanmoins, comme on le suppose généralement,
que la *Theoria vera* contienne Stahl tout entier et suffise pour le faire

---

[1] Ceux qui désireront étudier la physiologie dans ses détails pourront
consulter notre *Dictionnaire des sciences physiologiques*. Cet ouvrage, plus
étendu que la *Physiologie de Müller*, est sous presse en ce moment. Nous
nous sommes efforcé de résumer les écrits des grands physiologistes anté-
rieurs à notre époque, et les recherches si nombreuses et si intéressantes des
auteurs contemporains, en y joignant les résultats de nos travaux personnels.

bien connaître : c'est un simple manuel qu'il faut commenter et développer à l'aide de tous ses autres écrits ; sans cela on n'en comprend ni le sens réel ni la haute portée.

II. AVANT-PROPOS GÉNÉRAL DE STAHL. — Cet avant-propos est d'une grande finesse. « Un rhéteur Corinthien annonça qu'il guérissait tous les maux avec des phrases médicales, etc. » Stahl ne frappe pas seulement les pratiques superstitieuses de ceux qui employaient des mots magiques et des incantations ; il s'élève aussi contre cette médecine verbale fort en honneur à son époque et dont on trouve des traces dans tous les temps, mais qui cache sous la pompe des mots l'ignorance des choses et obtient la confiance de la foule, en l'éblouissant par un cliquetis de phrases sonores dont on se sert pour dissimuler le vide des doctrines et l'absence des principes. C'est ce charlatanisme scientifique qui alluma la verve de Molière et lui inspira ces traits piquants, pleins d'esprit et de raison, qu'il dirigea non contre la médecine, mais contre la tourbe des médecins [1].

Pour sortir de cette science verbale, il faut substituer aux rêves de l'imagination l'étude réelle des faits et de la nature. L'homme a deux facultés fondamentales : *voir ce qui est, imaginer ce qui peut être*. La première de ces facultés est seule solide ; on l'étouffe souvent pour se livrer sans réserve à la seconde, plus brillante, plus facile, plus séduisante parce qu'elle flatte à la fois notre orgueil et notre paresse. Stahl fera taire son imagination pour écouter sa raison ; il s'enfermera dans le sanctuaire de la nature et lui dérobera ses secrets. C'est par cette méthode, par ces moyens, qu'il veut jeter les fondements d'une physiologie et d'une pathologie vraies ; c'est de là qu'il veut déduire une thérapeutique qui n'éblouira point le vulgaire, mais qui guérira les malades.

[1] On se trompe fort quand on place Montaigne, Molière, J.-J. Rousseau, etc., parmi les ennemis de la médecine : ils en sont au contraire les sages amis. Les plus grands ennemis de notre art sont les mauvais médecins, d'autant plus dangereux que leur réputation est plus grande ; aussi les médecins, amis de notre art, ne les ont jamais épargnés. « Pesez le mal que font les faux médecins et le bien que font les vrais praticiens, disait Boërhaave, et vous verrez que le premier l'emportera de beaucoup sur le second. » (De Jaucour, *Diction. encyclopéd.*, art. *Médecine.*) En conclurons-nous qu'il ne faut pas de médecins ? Non ; il faut multiplier les bons. « Méfiez-vous des hommes qui n'ont que le masque du médecin, ce sont des histrions sous l'armure d'un héros. » (Hippocrate.)

Sur sa route il rencontrera bien des rêveurs qui ne voudront point se réveiller et renoncer à leurs chimères ; ils l'attaqueront avec des sophismes, des calomnies, des injures ; que lui importe ? Il n'écrit point pour la foule et pour ses contemporains, mais pour les esprits d'élite et pour la postérité ; il ne recherche point la gloire, mais la vérité : c'est là qu'il trouvera un calme et une force que rien ne saurait ébranler. « Le Ciel, nous dit-il, prodigue ses dons en abondance aux hommes de bien ; eux seuls peuvent espérer d'obtenir les suffrages de leurs descendants, comme une digne récompense de leurs luttes et de leurs efforts. »

III. Avant-propos spécial de la physiologie. — Ici, Stahl veut nous montrer le point de vue particulier auquel il s'est placé en écrivant sa *Physiologie*. Il n'a point prétendu nous donner une physiologie générale s'appliquant à tous les êtres vivants, ni même un traité *De usu partium*, mais une physiologie médicale servant d'introduction à la pathologie et à la thérapeutique. Il ne traitera qu'en passant les questions transcendantes, et les considèrera surtout dans leurs rapports avec la clinique.

Il faut, dit-il tout d'abord, bien distinguer la *médecine science*, la *médecine art*, la *médecine pratique*. La première doit admettre un certain luxe, une ampleur plus grande dans son domaine ; elle n'a pas besoin d'exiger dans ses dogmes une précision, une exactitude, une rigueur absolue ; la seconde, au contraire, dont les théories servent de base à la pratique, ne peut accepter que ce qui est vrai, démontrable et démontré, ce qui permet de diriger convenablement un malade. La physiologie médicale se rapporte à l'art médical et à la pratique ; elle se distingue de la physique ordinaire, et ne se borne même point à la physique médicale qui n'en est qu'une partie. Celle-ci s'occupe : 1o de la crâse des molécules vivantes ; 2o de leur disposition intime pour former les fibres vivantes, leurs interstices, etc. ; 5o de l'assemblage de ces éléments pour constituer les tissus ; 4o de l'union des tissus pour produire des organes ; 5o de l'enchaînement des organes pour devenir des appareils ; 6o de l'accord instrumental des appareils qui en élève l'ensemble à la hauteur d'un organisme unitaire, d'un instrument unique dans sa multiplicité, marchant ainsi vers un seul but final, pour l'accomplir sous la direction d'un agent interne bien distinct et supérieur par sa nature, etc. Tout cela n'est que de la physique médicale, et contient d'admirables mystères que nos physiologistes, purement physiciens, n'ont pas même soupçonnés. Ce n'est pourtant là qu'une introduction à la physiologie médicale : *Ubi desinit physicus, incipit medicus*. Au-delà et au-dessus de la *physique médicale* se trouve la *dynamique médicale*, embrassant : 1° l'étude des forces qui mettent en jeu l'instrument corporel, et du principe vivifiant qui dispose de ces forces et les dirige en vertu d'un instinct primordial irréfléchi de proportion ; 2° la détermination des lois expérimentales que les forces et l'agent vivifiant suivent dans tous leurs actes. Cet agent suprême, avec les facultés spéciales qui lui sont propres, constitue ce qu'Hippocrate nomme la nature, l'agent vivificateur renfermé dans l'instrument pour animer toutes ses parties. Or, c'est ce dynamisme, ces forces, ces lois que l'on néglige complétement aujourd'hui.

Notre physiologie embrassera tout à la fois la physique et la dynamique médicales normales, en insistant sur la seconde bien plus que sur la première, quoique celle-ci plus facile soit encore peu connue. Entre la crâse, le tissage intime, la texture et la structure externes, le mécanisme instrumental, les mouvements, les forces motrices, le principe moteur, le but final, il y a des rapports si étroits, que l'étude de chacun de ces objets répand sur les autres une lumière plus vive.

On ne nous accusera pas, dit Stahl, de négliger l'instrumentation, la *physiologie organique* et la *physique médicale*, malgré l'attention que nous portons à la *physiologie dynamique :* nous mériterions plutôt le reproche opposé, car nous avons ramené à l'organisme plusieurs faits qui semblaient appartenir au dynamisme.

La physiologie organique et dynamique une fois constituées, le médecin ne doit pas oublier que la physiologie médicale est, avant tout, une introduction à la pathologie et à la thérapeutique ; il faut donc qu'il glisse rapidement sur les questions transcendantes, philosophiques plutôt que médicales, sur celles qui sont douteuses ou secondaires, et qu'il insiste sur les principes positifs, démontrables, fondamentaux, pratiques. Telle est la véritable pensée de Stahl, représentée avec méthode et débarrassée des obscurités dont il l'a enveloppée sous sa phraséologie rude et tortueuse : tel est l'esprit qu'il a porté dans tout son ouvrage.

Nous noterons trois points sur lesquels nous devons surtout nous arrêter : 1° la distinction de la médecine science, art, pratique ; 2° celle de la physiologie organique, de la physiologie dynamique, de la physiologie psychologique ; 3° le caractère de la physiologie médicale.

§ 1er. *Distinction de la science, de l'art, de la pratique médicale.* — Cette distinction, dont nous avons dit quelques mots, est fondamentale ; elle se trouve déjà dans Hippocrate[1]. Bordeu, Barthez, Dumas, Lordat, F. Bérard, l'École de Montpellier tout entière s'en sont beaucoup occupés.

Rappelons ce qu'a dit à ce sujet M. Lordat. « Dans toute science pratique inductive, il me semble qu'on peut distinguer cinq parties : 1° une qui se compose des faits et des propositions qui en ont été déduites exactement, *c'est la partie substantielle* ; 2° une seconde, *conjecturale*, composée de tous les essais tentés pour rechercher les causes autrement que par l'*induction* (par exemple, par l'analogie éloignée, l'hypothèse, l'inspiration, etc.) ; 3° une troisième, *canonique expérimentale*, composée des règles déduites concurremment de la partie substantielle et de l'expérience ; 4° une quatrième, *canonique conjecturale*, renfermant les règles et les principes déduits *à priori* de la partie conjecturale ; 5° une cinquième, *partie technique*, qui consiste dans l'*exercice de l'art*, dans le faire : elle

---

[1] « La médecine, dit le Vieillard de Cos, est une science autonome, distincte de toutes les autres et cependant unie avec elles, de même que l'homme, dont elle s'occupe, est un être distinct de tous les autres et lié pourtant avec le reste de l'univers. Notre science a donc une partie qui lui est propre, et dont les dogmes se constituent par l'observation directe des objets spéciaux qui lui appartiennent. Ici, l'on n'a que des faits et les principes rigoureux qui s'en déduisent par une induction sévère et immédiate ; là-dessus repose la science pratique, et l'art médical qui n'en est que l'application. Il y a, de plus, une seconde partie qui s'appuie sur des emprunts faits aux autres sciences, dont elle ne néglige pas même les hypothèses probables ; mais les principes ainsi obtenus sont des jalons pour le progrès, des sentinelles avancées et souvent perdues qui attendent en regardant l'avenir. Ce n'est point sur des dogmes de ce genre, dont les meilleurs sont de simples anticipations, que le praticien prudent jouera la vie et la santé de ses malades. » (*Voy.* nos Études sur quelques opuscules Hippocratiques.) Ce point de vue que nous développerons ailleurs doit jeter un nouveau jour sur l'esprit des doctrines et des écrits du Père de la médecine, qui sont en général imparfaitement appréciés.

embrasse tout ce qui se rapporte à l'exécution des règles et à la conduite de l'artiste [1]. »

« Les parties *substantielle* et *canonique expérimentale* (qui s'agrandissent à mesure que la science marche), sont pérennes, inébranlables ; les parties *conjecturale* et *canonique conjecturale* sont variables et caduques ; la partie *technique individuelle* peut être assez indépendante de la science pour que celle-ci ne puisse ni s'en vanter ni en assumer la responsabilité [2]. Il importe, ajoute M. Lordat, de s'exercer à une *spagyrite mentale* qui nous permette de distinguer ces cinq parties, afin de les apprécier, de les classer, de s'en servir, suivant leur valeur et leur importance.

Telle est la règle qu'a suivie Stahl, en s'attachant aux dogmes substantiels pérennes et à leurs applications pratiques : c'est ce qui constitue le fond de sa *Theoria medica*, tant en physiologie qu'en pathologie ; il insiste sur le *vitalisme expérimental*, moulé sur l'Hippocratisme. L'animisme ne forme que le couronnement de son œuvre. Nous l'avons déjà démontré, nous en donnerons par la suite des preuves multipliées, irrécusables, surabondantes même, pour qu'il ne reste pas l'ombre d'un doute sur un point si capital, si évident, et pourtant toujours obscurci, toujours contesté.

« La *médecine art* exige, dans l'esprit, une certaine aptitude spéciale naturelle, unie *dans la pratique* à une raison droite. Il faut que cette rectitude de la raison ne s'applique pas simplement à l'acte pratique, mais qu'elle s'attache aussi, avec un soin encore plus grand,

[1] Lordat, *De la perpétuité de la médecine*, p. 61. — Hippocrate avait déjà dit : « Il y a deux choses en médecine : 1° les propositions scientifiques, ce que l'on sait positivement, ce qui est ; 2° les opinions, ce que l'on suppose, ce qui peut être : les propositions scientifiques forment seules la science constituée. » Platon a répété cette distinction. M. Lordat, voulant combattre certaines tendances de son époque, a fait ici une part trop large à l'induction seule : nous aurions désiré qu'il eût rappelé, à cette occasion, les remarques judicieuses de Barthez (a). Notre célèbre Chancelier a indiqué, comme D'Alembert, Baker, etc., les difficultés, l'insuffisance, les dangers même de l'induction Baconienne dont l'auteur de l'*Organon* a exagéré la portée, dont il n'a pas bien compris les détails, le mécanisme, les fondements réels, et qu'il a souvent mal appliquée aux sciences physiques : il ne connaissait celles-ci que très-superficiellement. (*Voy.* le parallèle de Bacon et de Galilée, par Hume.)

[2] Lordat, même ouvrage, pag. 324.

(a) *Nouv. élém.*, T. Ier, notes p. 18.

aux motifs d'où cet acte doit découler : il est donc évident que ces motifs font partie de la pratique médicale (bien qu'ils ne la constituent pas directement), car ils en sont l'âme et le principe directeur [1]. »

Cette proposition, empruntée à Hippocrate, nous montre que la médecine pratique exige le tact médical naturel ou acquis, et que la thérapeutique (science des indications) domine l'art de les remplir (par l'hygiène, la pharmaceutique, la chirurgie).

§ 2. *Distinction de la physique et de la physiologie; de la physiologie organique, dynamique, etc.* — La physiologie est la physique des êtres vivants, en prenant le mot *physique* dans le sens le plus large : elle diffère beaucoup de la physique ordinaire, car elle ne s'occupe point d'un mécanisme physique, mais d'un organisme vivant, c'est-à-dire d'un appareil instrumental spécial dirigé par un principe interne particulier, qui travaille pour lui-même dans un but déterminé, fixé d'avance par l'architecte suprême. La physiologie humaine embrasse une partie physique ou organique, une partie dynamique vitale, une partie dynamique psychologique. La *physiologie physique* scrute les détails physiques, mécaniques, chimiques, etc., du matériel de l'instrumentation; la *physiologie dynamique vitale* s'élève jusqu'aux facultés et aux lois de la force vitale, jusqu'à cette force elle-même et à sa nature expérimentale ; enfin, la *physiologie psychologique* résout les problèmes relatifs à la substance spirituelle qui pense en nous et qui nous distingue de tout ce qui nous environne. Ces trois parties de la physiologie se retrouvent partout et s'unissent par d'indissolubles liens. Stahl signale ce qui manque à la physiologie physique : c'est l'anatomie des tissus, l'anatomie micrographique, l'anatomie chimique, etc..., et leurs conséquences physiologiques, c'est-à-dire plusieurs branches importantes dont on attribue l'idée première au XIXᵉ siècle, et qu'on avait amplement esquissées avant nous ; il présente, à leur sujet, des points de vue dont nous pourrions profiter encore aujourd'hui. Grâce à son influence et à ses luttes, la

[1] Stahl, Avant-propos, p. 56. — Voy. Mathias, περὶ χοίους ἀδίνακτου, et Nenter, *Physiol. medica* : cet auteur nous apprend (p. 35) que sa pratique, d'abord malheureuse, fut ensuite couronnée des plus heureux succès, quand il eut compris les œuvres de Stahl.

physiologie mécanique a commencé à céder à la physiologie organique une partie de la place que celle-ci doit occuper, ou elle s'est tout au moins cachée sous sa livrée, et l'on a pénétré davantage dans le domaine de la physiologie dynamique. Mais la route même que suivent la plupart de nos contemporains, n'est ni assez large ni assez franche; on retombe trop souvent, sans se l'avouer, dans l'ornière du mécanico-chimisme, et l'on veut, à tout prix, faire rentrer d'une manière absolue la *physique animale* et même la physiologie dynamico-vitale dans la physique générale. Quant à la physiologie, elle languit toujours par l'isolement des philosophes qui ne sont pas médecins, et des médecins qui ne sont pas philosophes. L'étude attentive de l'instrumentation démontrerait, à elle seule, que les êtres vivants ne sont point de simples machines, et que l'homme est quelque chose de plus qu'un être purement vivant. Quand on aura bien compris les rapports intimes qui existent entre l'étude de la physiologie organique, celle de la physiologie dynamique vitale et de la psychologie humaine, ces trois branches de la physiologie, que leur isolement laisse encore bien imparfaites (malgré les efforts qu'ont faits Hippocrate et ses disciples, Platon et surtout Aristote), changeront de face et feront de nouveaux progrès aussi rapides qu'assurés. Le Stahlianisme perfectionné, rectifié, peut offrir, à cet égard, de précieux documents

§ 3. *Caractère propre de la physiologie médicale.* — Stahl insiste, à chaque instant, sur le caractère distinctif de cette physiologie. Malgré l'étendue et la profondeur de ses connaissances en physique, en chimie, en anatomie humaine et comparée, normale et pathologique, en psychologie et en philosophie générale, il s'arrête particulièrement sur les lois du *dynamisme vital humain,* parce qu'elles forment plus spécialement le domaine propre du médecin, de la *physiologie médicale,* et qu'elles sont fort négligées par ses contemporains, trop peu pénétrés des exemples donnés par les écoles légitimement Hippocratiques.

« J'ai enseigné avec succès, dit-il, les diverses branches des sciences physiques et anatomiques, j'y ai fait des découvertes nombreuses et importantes, j'ai cultivé, mieux que les autres, la psychologie et la philosophie ; mais ce que je veux enseigner surtout, dans la portion physiologique de ma *Theoria medica vera,* c'est la *biologie humaine* ; ce que je veux tracer avant tout, c'est l'histoire de la force vitale chez l'homme, considérée en elle-même et dans ses rapports avec le monde extérieur, avec son instrumentation, avec les facultés psychiques. » Cette marche, empruntée à Hippocrate, a été suivie par Barthez : ainsi, dans sa *Mécanique des mouvements de l'homme et des animaux*, il traite longuement du mécanisme; dans son livre *sur le Beau* et dans quelques autres écrits, il se montre grand psychologiste ; ses *Nouveaux éléments de la science de l'homme* sont particulièrement consacrés à la biologie humaine. Ce livre devait avoir trois parties : l'une pour la *physiologie physique*, l'autre pour la *physiologie vitale*, l'autre pour la *physiologie psychique et les rapports du physique et du moral :* il n'a publié que la seconde dans son entier [1].

« Toutes les connaissances relatives à la *mécanique du corps humain* ou à la *métaphysique de l'âme*, ne peuvent avoir aucune application aux principaux objets que je traite dans la première partie de cet ouvrage, tels que les forces du *principe vital de l'homme, leurs sympathies, leur réunion en système, leur modification dans les tempéraments et les âges*, etc... ; mais dans les autres parties de la *science de l'homme*, que je traiterai dans la suite de cet ouvrage, l'application de ces sciences *étrangères* devient indispensable [2]. »

Le même esprit de distinction et d'union, d'analyse et de synthèse, se trouve dans Sauvages, Bordeu, Grimaud, Dumas, F. Bérard, etc.; il forme le caractère spécial de l'École de Montpellier, qui cultive et applique, avec autant d'étendue que de sagesse, les sciences physiques, anatomiques, philosophiques, historiques, théologiques, anthropologiques pures, pour embrasser l'anthropologie dans son entier : tel est le cachet spécial des études variées dont M. le professeur Lordat enrichit depuis plus de cinquante ans les sciences médicales.

IV. DE LA VIE ET DE LA SANTÉ. — Nous avons déjà parlé plusieurs fois de l'importance que Stahl attache à donner de la vie, non pas simplement une idée claire, mais une idée tout à la fois claire,

[1] *Voy.* l'introduction aux *Nouveaux éléments*, 1re édit. 1778, et le titre même de cet ouvrage sur lequel on lit : 1re *partie*. La seconde édition ne renferme aussi que cette partie accompagnée de notes très-étendues.

[2] Barthez, *Nouveaux éléments de la science de l'homme*, 1re édit 1778, T. 1er; discours préliminaire, p. 21.

distincte et autant que possible adéquate. Il veut la connaître *subjectivement, instrumentalement, dynamiquement, substantiellement, objectivement,* c'est-à-dire qu'il veut savoir quel est le principe moteur substantiel d'où elle part, le sujet matériel où elle s'exerce et se réalise, l'instrument que le moteur emploie, les forces dont il dispose, le but final vers lequel il doit aboutir. Il est ainsi plus complet que les purs Baconiens, Cartésiens, Newtoniens : les premiers veulent surtout des idées claires ; les seconds paraissent croire trop souvent que ce qui reste d'impérissable dans les sciences n'est guère constitué que par les faits seuls, isolés de leurs conclusions dogmatiques, sans voir assez nettement qu'au-dessus d'eux il y a les idées-principes marquées du cachet de la pérennité ; enfin, les Newtoniens, persuadés qu'il faut s'arrêter aux forces abstraites et à leurs lois, ne s'aperçoivent point que, par la constitution propre de son entendement, l'homme doit s'élever franchement, mais avec circonspection, jusqu'aux substances, et qu'eux-mêmes remontent malgré eux jusque-là, sans connaître la véritable route qui y conduit. Stahl comprend aussi toute la valeur de la finalité ; il se place ainsi au-dessus des trois écoles que l'on regarde comme les représentants de la réforme scientifique moderne. D'où lui vient cette supériorité ?

Pour répondre à cette question, nous devrions aborder un problème dont la solution contient l'avenir tout entier de la science actuelle. Quelle est la valeur réelle de la réforme moderne ? Qu'y-a-t-il de neuf, de vrai, de faux dans le Baconisme, le Cartésianisme, le Newtonisme, dans ces trois doctrines qui se disputent aujourd'hui l'empire de la science ? Un pareil sujet, sur lequel nous avons long-temps médité, est trop important pour que nous reculions devant lui, quelque délicat qu'il doive paraître : mais il demande à être sondé dans toutes ses profondeurs, et nous ne pourrions le toucher ici qu'en passant. Nous lui consacrerons un chapitre très-étendu quand nous serons plus avancés dans le Stahlianisme, parce que le professeur de Halle et ses grands disciples en ont été sans cesse préoccupés.

Il y a trois classes d'hommes dans le XVIIe siècle : les réformateurs radicaux, les conservateurs absolus, les éclectiques. Les premiers veulent ou croient tout refaire ; les seconds, tout conserver ; les troisièmes cherchent tout à la fois à conserver et à renouveler.

Les Baconiens, les Cartésiens, les Newtoniens appartiennent à la première classe ; les Stahliens à la dernière. Les premiers et les seconds connaissent trop peu le passé pour apprécier suffisamment l'étendue, l'utilité, la réalité de leur œuvre : ainsi, plus d'une fois Descartes et Newton ont cru refaire quand ils retouchaient à peine ; ils ont renversé ce qu'ils auraient dû respecter avec le plus de soin. Les grands éclectiques sont plus érudits, plus sages, plus circonspects ; ils s'inclinent avec respect devant les incontestables grandeurs des siècles écoulés, tout en préparant de plus larges voies à l'avenir.

Tel est le caractère de Stahl. Il pense qu'Hippocrate, Galien, Platon, Aristote, Cicéron, Sénèque, etc., que surtout S. Paul, S. Augustin, S. Thomas, etc., pèsent dans la balance des destinées humaines, plus encore qu'un Bacon ou même qu'un Descartes, etc., et cependant il mesure aussi toute la hauteur du génie moderne : mais il règle les écarts des novateurs en leur attachant le contrepoids de l'esprit antique, et donne à ce dernier les ailes brillantes et hardies de l'esprit nouveau [1].

---

[1] Nous ne craignons pas d'affirmer que les préjugés les plus dangereux pour les sciences règnent encore sur la valeur respective de la méthodologie, de la logique, de la psychologie, de l'ontologie, etc., de la haute scholastique, et des mêmes parties de la philosophie réformées par le Baconisme, le Cartésianisme, etc. L'avantage est du côté de la première. Les réformateurs ont développé, chacun dans un sens, l'induction ou la déduction, etc., et les facultés correspondantes, tout en resserrant trop les autres ; ils ont fait dévier l'esprit humain, les uns d'un côté, les autres de l'autre ; aussi voyons-nous que le génie moderne, s'élançant partout avec une incomparable vigueur, incline toujours, depuis ce moment, dans des sens opposés, sans retrouver son équilibre : la haute scholastique avançait moins vite, mais elle marchait plus droit et sur un front de bataille beaucoup plus étendu. Quand on la comprendra bien, quand on saura unir le véritable esprit scholastique au véritable esprit nouveau, la philosophie et toutes les sciences, radicalement transformées, étonneront par la rapidité, la sûreté, la grandeur de leurs progrès. Cette réforme se poursuit de tous côtés aujourd'hui par fragments qui tendent à se coordonner. Stahl l'a tentée au XVIIe siècle, se montrant souvent supérieur à ses contemporains. Voilà sous quels rapports il est du XIXe siècle. Mais s'il voit le but, il se trompe plus d'une fois en le poursuivant ; sa marche et son exposition sont lourdes, obscures, embarrassées. Le véritable homme du XIXe siècle, tel qu'il cherche à se constituer, c'est Bossuet, génie plus général, plus élevé, plus puissant, et d'une incomparable clarté.

Nous voyons un exemple de sa méthode dans ses études sur la vie : suivant avec raison la marche des anciens, il pose le problème dans son entier, sans en écarter aucune partie sous prétexte de subtilité ou d'impuissance ; il sait associer pour sa solution les éléments modernes et les données antiques. Les recherches sur la vie sont, dans le Stahlianisme, un point si capital, et pourtant si faiblement analysé, si imparfaitement compris, que nous ne saurions trop y insister : c'est la clef de voûte de l'édifice. Stahl y revient à chaque instant : malheureusement son exposition est tortueuse, morcelée, enveloppée dans une phraséologie ténébreuse, sous les formes et le langage des mauvais temps de la scholastique déjà discrédités à son époque, et que l'on ne connaît presque plus aujourd'hui. Aussi avouons-nous, sans hésiter, qu'il doit s'imputer en grande partie à lui-même les résistances opposées à sa doctrine malgré son incontestable valeur, ainsi que les altérations de tout genre qu'elle a subies sous la plume même de ses commentateurs et de ses plus zélés disciples. Le vêtement de Stahl paraîtra toujours déplorable à tous ceux qui ne l'auront pas profondément examiné ; il contraste trop avec nos habitudes modernes ; les longues entrées de son édifice rebuteront de très-grands courages. Nous croirons avoir rendu un véritable service si nous parvenons par nos arguments et nos commentaires à donner à Stahl un vêtement plus nouveau, à le traduire fidèlement dans la langue de nos jours. « Stahl, m'écrivait un médecin qui l'a beaucoup médité et qui lui voue un véritable culte, est entré dans le sanctuaire de la médecine, mais il en a seulement entrebâillé les fenêtres : on l'admirera toujours, en l'étendant souvent et le corrigeant quelquefois, dès qu'on sera parvenu à les ouvrir. »

Écoutons d'abord le professeur de Halle : « Personne, jusqu'à ce jour, n'ayant encore donné une définition bonne et exacte de la vie, les diverses classifications qu'on a adoptées ont produit de grands embarras et favorisé les perplexités qui règnent partout à cet égard ; on n'a pas su apercevoir et apprécier convenablement *les rapports qui existent entre la vie et le support ou sujet auquel on l'a trouvée inhérente et unie :* aussi l'on n'est point parvenu à s'en former une idée claire, exacte, vraie, qui puisse s'appliquer à tous les êtres qu'on nomme *vivants*. Nous devons donc reprendre la question dans son entier, en suivant la seule méthode capable de conduire l'homme à la vérité, et qui consiste dans l'art de s'élever des faits spéciaux aux faits généraux, des idées particulières aux idées générales[1]. »

Stahl recherche ensuite l'idée qu'on doit se faire de la vie du corps, de l'âme, de Dieu. Le corps a sa vie propre; il a de plus une vie qui résulte de son union avec l'âme; celle-ci a de même sa vie particulière. En se laissant guider par l'analogie, on peut étudier aussi la vie ou l'activité de Dieu dans ses rapports avec les créatures, tout en reconnaissant que la vie suprême de Dieu est sa vie propre, indépendante, qui se passe en lui-même.

§ 1. *De la vie propre du corps considéré isolément.* — Le corps humain, l'agrégat matériel jouit de propriétés physiques, chimiques, et, de plus, de propriétés hyperorganiques ou vitales (impressionnabilité, motilité, plasticité, etc.) qui lui sont inhérentes. Ce corps semble donc avoir en lui tout ce qu'il faut pour vivre (il a la vie en puissance), et cependant il ne vit point sans une condition nouvelle, sans un moteur qui lui donne l'impulsion et qui la soutienne, sans un agent vivificateur. C'est ainsi qu'un orgue a une foule d'airs musicaux *en puissance,* qui ne se réalisent pas sans un organiste. Une môle vit dans l'utérus par la vie de la mère; un cadavre vit quelque temps de cette vie qu'on a nommée *cadavérique,* parce que l'impulsion vivifiante première s'y continue faiblement pendant quelques heures; mais ces phénomènes diminuent et disparaissent bientôt, l'instrument corporel lui-même se dissout rapidement par l'absence du principe moteur et conservateur.

[1] Stahl, *De mixti,* § XLVII, T. II, p. 402. — Remarquons la justesse de cette observation : « On n'a pas encore bien défini la vie, aussi n'a-t-on pu donner à ce sujet de bonnes classifications, etc. » Bichat, élevé d'abord par son père docteur de notre École, et par son premier maître, M. A. Petit, dans le vitalisme de Montpellier, a accepté, en les dénaturant, la définition et les classifications de la vie proposées par Stahl; mais il s'est arrêté à un *vitalisme à peu près purement nominal* qui est devenu presque exclusivement physique. Buisson, parent, ami, condisciple de Bichat, s'est efforcé de rester plus près de Stahl, dont il veut être le disciple, dans son livre intitulé : *Additions aux recherches de Bichat sur la vie et sur la mort, ou de la division la plus naturelle des phénomènes physiologiques.* Buisson, comme Bichat, Richerand, Chaussier, Dumas, Pinel, Desgenettes, Laënnec, etc., avaient beaucoup lu le Grimaud et y avaient puisé un grand nombre d'idées Stahliennes qu'ils ont développées dans des directions diverses. Buisson adopte la définition de l'homme donnée par M. de Bonald : *L'homme est une intelligence servie par des organes.*

§ 2. *De la vie du corps uni à l'âme, ou de la vie corporelle, de la vie associée de l'âme dans le corps qu'elle anime.* — Pour que le corps humain commence à vivre, pour que cette vie dure et se maintienne, il faut donc que son agrégat matériel vital et instrumental (organico-vital) contienne en lui un agent d'impulsion et de conservation qui le mette et l'entretienne toujours en acte : cet agent, c'est son principe vivifiant, son âme vivifique [1].

« Le corps, par rapport à l'âme, étant un organe, un instrument, l'action que cette âme exerce dans ce corps et par lui est une action organique, c'est-à-dire qu'elle consiste dans l'*actuation* de cet instrument par un agent supérieur, l'âme : *Actionem causæ superioris in instrumentum sive* ACTUATIONEM *vulgò dictam instrumenti.* C'est là ce qui constitue la vie. Il est étonnant qu'aucune École n'ait encore donné cette définition de la vie [2]. »

Ainsi, quand Stahl parle de la vie corporelle de l'âme, il désigne par là : 1° l'ensemble des actes que l'âme, en tant que vivifique, exécute dans son corps et avec son concours, pour former, développer, entretenir, réparer, etc., ce corps, de manière à ce qu'il puisse servir à tous les usages de cette âme ; 2° l'ensemble des forces (perceptives, excito-motrices, excito-plastiques, etc.) qui, unies à l'impressionnabilité, la motilité, la plasticité, etc. organico-vitales, président à ces fonctions ; 3° les lois auxquelles tous ces objets sont soumis, etc. Cela constitue le corps et le centre de la physiologie médicale.

On voit apparaître dans le passage suivant de Bordeu le Stahlianisme didynamique ou plutôt le monopsychisme didynamique, spécial aux demi - Stahliens de Montpellier. « Sauvages, ennemi des mécaniciens et animiste décidé, avait toujours recours, ainsi que Stahl, à l'âme raisonnable, qu'il mettait à la place de la nature et de l'archée : Lamure et Venel savent que notre *sensibilité et motilité, inhérentes à la fibre animale, et éclairées ou enrichies dans l'homme*

---

[1] Le mot *principe vivifiant* vaut mieux que celui de *principe vital*, qui donne lieu à de dangereuses équivoques ; aussi Stahl, comprenant la valeur de la terminologie Aristotélique, traduit fidèlement l'ἀρχὴ βιωτιχὴ, *principium vivificum* : il ne contient pas les propriétés vitales spéciales du corps inhérentes à ce dernier, telles qu'elles sont en lui ; mais, par des facultés correspondantes, il les met en jeu, les dirige, les conserve, les soutient.

[2] Stahl, *De mixti*, § LII, T. II, p. 405.

par la présence de l'âme spirituelle et immortelle, prit naissance des disputes de Fizes et de Sauvages, etc. [1]»

Dumas est plus fidèle à la pensée Stahlienne, qu'il rend plus claire, plus précise, plus vraie dans le passage suivant :

« Stahl admit, outre les forces physico-chimiques, des forces hypérorganiques dirigées par un principe intelligent [1] qui les applique à des usages prévus, et qui, les distribuant avec une sage économie, les *proportionne* ou les accommode aux divers besoins de l'individu. Cet *homme de génie* est le premier écrivain moderne qui ait traité la science de l'homme sur un plan général et dans un ordre philosophique. *Il avait une instruction immense et choisie;* mais, attentif à la maîtriser, il se montra supérieur aux savants ordinaires, en reconnaissant dans chaque science *une métaphysique propre* qui la circonscrit. Il évita d'associer des choses disparates, *les vivants avec les morts*, d'expliquer la *nature vivante* par des lois regardées à tort comme universelles, tandis qu'elles ne s'appliquent rigoureusement qu'aux êtres inanimés. *Sa doctrine, étayée d'une multitude d'observations importantes et faciles à constater*, balança les inconvénients des hypothèses bâties au hasard sur un appareil séduisant de vérités physiques; celles-ci furent complètement ruinées par leur opposition avec les faits les plus simples de l'économie animale, dès qu'on les eut dépouillées d'un vain étalage scientifique qui devait facilement tromper [2]. »

« Cette doctrine devint celle de tous les médecins philosophes..... elle fut défendue avec enthousiasme et chaleur par tous ceux qui l'embrassèrent. L'Université de Montpellier essaya, la première, de l'introduire en France, après l'avoir dépouillée de tout ce qu'elle avait de spéculatif et d'exagéré. On vit naître de son sein les idées vastes et lumineuses que cette École exposa sur l'économie animale pendant le XVIIIe siècle [3]. »

---

[1] Bordeu, *Œuvres complètes*, T. II, p. 972.

[2] Dumas, *Principes de physiologie*, 1re édit. (1800), T. I, p. 126.

[3] Dumas, ouvr. cit., T. I, p. 135. — Nous examinerons plus tard les doctrines de Bordeu, de Dumas, de Barthez, etc., de notre École, en les comparant à celles de Stahl. Le professeur de Halle ne s'explique pas assez nettement sur les forces hypérorganiques et sur le rôle de cette *anima præsens actuum;* ses idées, à cet égard, sont encore nuageuses, indécises, et obscurcies par des formes et un style ténébreux. A chaque instant, la lumière

Ce que Stahl vient de dire sur la vie corporelle de l'homme s'applique à tous les êtres vivants : ils ont besoin d'un corps organique (instrumental), physico-vital, et d'une âme vivifiante qui vient l'actualiser. Aussi, fidèle à la doctrine Mosaïque souvent suivie mais parfois voilée ou altérée dans l'Hippocratisme, le Platonisme, le péripatétisme, etc., Stahl admet une âme vivifiante dans tout le règne organique : cette âme est végétative, végétativo-sensitive, végétative sensitive et raisonnante, selon qu'il s'agit des végétaux, des animaux, ou de l'homme.

§ 3. *De la vie propre de l'âme humaine.* — L'âme humaine, n'étant pas simplement végétative et sensitive, mais offrant de plus un caractère spécifique (la faculté raisonnante), a une vie propre qui se passe tout-à-fait en elle et constitue en sa faveur une existence supérieure, une vie intelligente, sociale, morale, religieuse, etc., tout-à-fait distincte de toute vie corporelle, même humaine. C'est là ce qui a fait admettre chez l'homme, dans plusieurs Écoles, non pas seulement un mode vital intellectuel, mais une âme intellectuelle tout-à-fait différente de l'âme vivifique : l'âme intellectuelle serait alors seule, spirituelle et immortelle, tandis que l'âme vivifique serait corporelle et périssable.

Stahl s'est attaché à combattre cette dernière doctrine, qui est celle du vitalisme dipsychique ou vitalisme dualiste, bien qu'elle lui parût séduisante, ainsi que nous le ferons voir par la suite. Le vitalisme dualiste a cru pouvoir se rattacher au Mosaïsme, à Hippocrate, Platon, S. Paul, S. Augustin, S. Thomas, etc., et même quelquefois à Stahl ; les hommes éminents qui se sont efforcés de lui donner ce grand appui traditionnel, ont déployé pour cette œuvre une grande habileté unie à toutes les ressources d'une vaste érudition ; cependant, quand on examine de près les textes dont ils ont fait usage, on s'aperçoit qu'ils ont commis de très-bonne foi d'incontestables erreurs, signalées et démontrées plusieurs fois par l'Église [1].

qui réside au foyer de son esprit est prête à se traduire dans son exposition ; elle apparaît même par de nombreux éclairs qui s'échappent de son génie, mais elle n'est pas complète et lucide ; les forces vitales de Stahl paraissent à demi mécaniques, les éléments végétatif et sensitif de son âme humaine semblent trop absorber l'élément libre et spirituel.

[1] Barthez est peut-être celui qui a rassemblé, sous la forme la plus saisissante, les arguments qui pourraient le mieux militer en faveur du

Le professeur de Halle se pose nettement cette question : « L'âme humaine a-t-elle, indépendamment de ses actes vivifiques, de sa vie en faveur du corps, une autre vie séparée en quelque sorte, dans laquelle elle oublie de plus en plus son enveloppe et sa vie terrestres, pour se renfermer dans ses pensées et s'élever progressivement à une vie supérieure qui lui montre sa fin dernière et sa céleste origine? » Il répond par l'affirmative. « Est-il vraisemblable, dit-il dans plusieurs passages, que l'âme humaine ait un mode d'existence dont le but soit l'acte simple et absolu de la pensée, de telle sorte qu'elle se livre alors à des actes qui lui soient entièrement propres, qui ne se rapportent qu'à elle, et qui l'absorbent si complètement qu'elle n'intervienne plus dans les fonctions qui ne la regardent pas directement et dont elle se sert d'une manière précaire et secondaire pour ses usages intellectuels? Nous croyons pouvoir affirmer tout-à-fait cette vraisemblance, etc. » Il énumère ensuite les motifs de cette croyance, qui a, pour lui, non pas une certitude physique humaine, mais une certitude morale et religieuse qui présente à ses yeux une valeur bien supérieure.

La doctrine de Stahl, relative à la vie intellectuelle de l'âme considérée dans ses divers degrés, ne se rapporte point directement à la *physiologie médicale pratique;* elle apartient à la *physiologie philosophique et théologique :* aussi l'a-t-il présentée avec peu de développement, sous une forme abrégée, et dans quelques traités spéciaux qu'on a peu consultés : il a laissé, d'ailleurs, à quelquesuns de ses élèves, entre autres à Samuël Carl, le soin de la compléter. Dans sa *Theoria medica vera*, il a surtout pour objet d'étudier les fonctions de l'âme relatives à son corps, à sa vie terrestre; il fait alors vivement ressortir l'influence du physique sur le moral. Ceux qui n'ont pas bien saisi le but de ce livre, l'ont accusé souvent de sensualisme et même de matérialisme; mais il y a plusieurs passages où l'on trouve des élans si élevés d'un spiritua-

vitalisme dualiste D'après lui, cette dernière doctrine aurait été dominante chez les anciens et les modernes, tandis que le monopsychisme n'aurait été défendu que par l'Aristotélisme et le Cartésianisme. Nous montrerons que notre illustre chancelier a été trompé plusieurs fois par les textes qu'il a cités, et surtout qu'on a, depuis, exagéré souvent la portée de ses doctrines et de celles de ses disciples, dont on n'a point compris l'esprit réel, les véritables tendances.

lisme supérieur, qu'on a cru y remarquer des contradictions avec le reste de l'ouvrage, ou des hésitations, ou un idéalisme mystique. Ce sont là deux erreurs par rapport au Stahlianisme. La doctrine du professeur de Halle est homogène et unitaire, c'est toujours le spiritualisme chrétien pratique : mais son allure change selon qu'il traite de la vie corporelle de l'âme ou de sa vie intellectuelle dans ses rapports avec les choses corporelles, avec elle-même, avec la société, avec Dieu, etc.; selon qu'il touche à la vie de Dieu lui-même. Si l'on ne tient pas compte de cette remarque importante, le Stahlianisme devient une lettre close. Du reste, on conçoit facilement les méprises des commentateurs de Stahl, pour peu qu'ils soient mal intentionnés, prévenus ou inattentifs. Il a eu le grand tort de ne pas exposer avec assez de clarté sa méthodologie, sa logique, son ontologie, les principes de sa philosophie générale. Ses fragments historiques sont profonds mais écourtés. On voit encore que sa *Theoria medica vera* est formée avec des fragments de ses divers ouvrages, dont le lien n'est pas toujours facile à saisir : il semble même parfois manquer entièrement [1].

Stahl n'a pas eu le temps d'en faire un livre ; il a lui-même conscience de ses défauts : « *Cùm autem per alios meos labores, quibus imprimis Spartæ mihi concreditæ, tùm etiam proximé auxilium meum postulante inservire connitor, hoc perficere per tempus non liceat, cujuslibet propriæ industriæ atque curæ commendo, etc.* » C'est ainsi qu'il termine son *Præmium physiologiæ*.

Il a énoncé les idées-mères, les idées législatrices *physiologiæ veris physicis et organicis conditionibus et medico scopo præcipué vindicatæ* : quant au perfectionnement des détails, au fini de l'œuvre, il le recommande *cujuslibet propriæ industriæ atque curæ*, au génie

---

[1] On peut consulter, pour l'étude des rapports du physique et du moral, les deux discours de Gaubius : *De regimine mentis quod medicorum est*, *primus 1747, alter 1764*. Dans le premier, l'auteur montre l'influence du physique sur le moral, c'est-à-dire du corps vivant et de la vie corporelle de l'âme sur la vie spirituelle ; dans le second, il traite de l'influence du moral sur le physique ou de la vie intellectuelle et morale sur la vie corporelle. Bien que Gaubius fût élève de Boërhaave, il se rapproche beaucoup de Stahl : voy surtout sa dissertation inaugurale : *Idœa generalis solidarum partium* (1724), son *Oratio de chemiá* (1732), etc : il se déclare partout contre les prétentions exagérées des iatrophysiciens et des iatrochimistes.

propre de ses successeurs ; *sed omninò veram hujus rei, quinetiam usus illius agnitionem et cognitionem omninò utique commendo.* Sa physiologie n'est point une anthropologie complète ; c'est surtout une physiologie médicale pratique ramenée aux véritables données organico-physiques.

Ces explications nous montrent l'utilité de l'œuvre de M. Blondin. Une traduction de la *Theoria medica vera* doit être accompagnée de celle des œuvres qui la complètent : cela même est insuffisant, si l'on n'y joint des arguments, des commentaires particuliers et généraux, des notes, des traités originaux confiés *propriæ industriæ atque curæ* d'auteurs spéciaux, etc. « Il faut, me disait un fervent animiste, que Stahl trouve parmi nous des exécuteurs testamentaires; il le mérite, et ce pénible travail doit tourner au profit de la science moderne. » Tel est le but que M. Blondin et ses collaborateurs s'efforceront d'atteindre. Les deux derniers volumes, sous le titre de *Commentaires*, contiendront, en abrégé, un cours complet des sciences médicales pratiques.

Quand le professeur de Halle aborde les questions délicates de la physiologie philosophique, il montre en général autant de réserve que de fermeté, autant de finesse que de science. N'oublions point que dans la partie physiologique de sa *Theoria*, que nous commentons en ce moment, il s'agit particulièrement de *physiologie médicale pratique*, de la vie de l'âme dans ses rapports avec son corps. Nous n'aurons donc guère ici à parler de la vie intellectuelle, considérée dans ses régions supérieures : nous nous occuperons spécialement de cette dernière, à propos des écrits que Stahl et ses élèves lui ont consacrés ; nous montrerons alors les liens qui unissent ses travaux avec les dernières pensées de Maine de Biran, avec les idées de M. de Bonald et des grands théologiens de nos jours.

IV. Du but final du corps.—Stahl va traiter particulièrement de la vie de l'âme dans le corps, pour confirmer sa théorie et bien connaître l'agent vivifiant. Ici, trois questions se présentent : Quel est cet agent, ce principe qui vit dans le corps et par lequel le corps vit d'une vie complète, soutenue, réelle? De quelle manière, sous quelles conditions s'accomplit la vie du corps et la vie corporelle de l'âme? Quel est le but de cette vie? La cause finale ou le but occupant le premier rang parmi les causes, puisque c'est elle qui dirige la cause efficiente dans l'accomplissement de ses actes, Stahl donne la priorité à la troisième question; puis il passe à la seconde (la cause instrumentale), pour résoudre enfin la troisième et remonter ainsi à la cause efficiente. Stahl, très-religieux et même piétiste, est convaincu de l'existence d'une vie future, dont la vie présente n'est qu'une période préparatoire; il croit, de plus, que, dans cette vie passagère, l'âme humaine, profondément altérée, s'est beaucoup éloignée de son type primitif : « il lui reste de bonnes *intentions*, d'excellentes *tendances*; mais elle se trompe souvent, à chaque instant, dans *l'invention, les moyens d'exécution.* » L'âme est faite pour penser, aimer, vouloir, accomplir le vrai, le beau, le bien : tel est le but, la fin de sa vie propre. Par malheur, pendant sa vie terrestre, elle a toujours besoin de s'appuyer sur son instrument corporel, de s'accommoder à ses exigences, qui sont grossières et brutales dans un état de civilisation peu avancé : elle cède souvent à ses faiblesses, à ses caprices, à ses besoins artificiels, plus délicats, mais plus nombreux et plus impérieux peut-être, sous l'empire d'une civilisation plus perfectionnée. Depuis que la vie corporelle a pris un si grand développement, l'âme est dominée par son corps et perd à chaque instant son indépendance et sa liberté.

§ 1er. *Cause finale du corps et de la vie corporelle de l'âme.* — « Quand nous voulons nous mettre en rapport, pendant notre vie terrestre, avec les choses corporelles qui nous entourent, nous voyons que, *par nos facultés naturelles,* notre âme ne peut absolument rien sans nos instruments corporels, même en ce qui concerne directement son acte principal et supérieur (la pensée, la volonté). En effet, nous ne pouvons rien embrasser au moyen de nos sens, et, par conséquent, nous ne pouvons avoir des idées et des connaissances précises sur les objets qui nous touchent, qui sont sous nos yeux, etc., etc., sans l'intermédiaire préalable de nos sens corporels : de même nous ne pouvons rien effectuer, nous ne pouvons exécuter aucun acte volontaire concret, sans le ministère des organes corporels moteurs [1]. »

On a vivement attaqué cette proposition fondamentale du Stahlia-

[1] Stahl, *De scopo aut fine corporis,* § III.

nisme : on a dit qu'elle était sensualiste, contraire à l'orthodoxie philosophique et religieuse, qu'elle conduisait au matérialisme, etc. Stahl a répondu victorieusement à toutes ces accusations, en expliquant et développant sa pensée [1].

« L'homme, ainsi que l'enseigne la théologie, n'est pas simplement un esprit ; c'est un esprit *naturellement* uni à un corps, et si bien fait pour cela, qu'au moment de la résurrection, il reprendra ce compagnon naturel, transformé, purifié selon ses mérites. » La théologie, restant dans le vrai, et se plaçant au-dessus des rêves dorés de l'idéalisme et des théories funestes des divers sensualismes, a maintenu à leur véritable place le corps et les corps, en tant qu'instruments de l'âme, en tant que milieux au sein desquels elle est placée [2]. Nous ne sommes plus simplement une intelligence servie par des organes, mais une intelligence unie à des organes, ministres nombreux, imparfaits, indociles, influencés par le monde extérieur, et qu'il est difficile de ramener à l'harmonie, lors même qu'ils ne troublent point l'âme dans l'ensemble unitaire de ses facultés. Voilà ce qui est, ou du moins ce que nous pouvons humainement démontrer, au nom des sciences physiques : nous pouvons aller plus loin, mais alors nous entrons dans un autre domaine, et nous ne sommes plus de simples physiologistes praticiens. Ceci, du reste, nous montre notre faiblesse, la nécessité d'une révélation ; cela nous fait concevoir le besoin

---

[1] *Voy.*, entre autres, son *Negotium otiosum.*

[2] L'âme vit dans son corps, qui est son milieu immédiat ; le corps vit au sein du monde extérieur, qui lui sert aussi de milieu ; enfin l'âme a aussi une vie spéciale dans un milieu supérieur au sein de la Divinité, ainsi que nous l'enseignent ces magnifiques paroles de l'Apôtre, dont le panthéisme s'est efforcé d'abuser en les dénaturant : *« In ! eo vivimus, movemur et sumus. »* Cette pensée traditionnelle, empruntée au Mosaïsme, se trouve souvent dans Platon. « L'âme humaine, dit-il, a dans les profondeurs de son être une racine sublime, par laquelle on la voit suspendue à Dieu qu'elle touche et qui la touche de toute part. » Aristote nous enseigne que le λόγος humain, son entendement, est directement illuminé par le λόγος ou l'entendement divin, et que le véritable instrument par lequel il accomplit cet acte est la vertu, le principe moral. Nous retrouvons les mêmes idées dans les Péripatéticiens successeurs d'Aristote, dans Cicéron, Sénèque (surtout dans ses derniers écrits, où l'on aperçoit mieux l'influence chrétienne), dans Marc-Aurèle, etc. Platon et toute l'École alexandrine adoptent et développent, malgré leur antagonisme panthéistique issu du paganisme, le dogme chrétien de la vie spirituelle de l'âme, et la nécessité de la conversion de l'âme vers Dieu. (*Voy.* Chauvet, *Théorie de l'entendement dans l'antiquité.*)

absolu et, par suite, la réalté de la miséricorde infinie de Dieu, qui n'est limitée que par sa justice infinie [1]. »

« Il faut donc, chez l'homme, que les sens corporels (internes et externes) frappent à chaque instant à la porte de l'entendement, et que les organes moteurs soient toujours au service de la volonté ; il faut qu'il en soit ainsi, non point pendant quelques instants, mais pendant un temps considérable, car la science, composée d'une série de pensées longuement et lentement enchaînées, ne s'acquiert que péniblement et à force de temps, de même que nos actes exécutifs, successifs et pénibles comme nos pensées, réclament aussi une durée prolongée. »

« Ainsi, pendant son existence terrestre, l'âme ne peut, en aucune manière, se passer de son corps, instrument de ses pensées et de ses volontés ; l'agrégat matériel doit être disposé, organisé, comme nous le voyons, pour servir à ces usages ; il doit y avoir un rapport exact entre la nature et le développement des organes corporels, sensitifs, intellectuels, volontaires, et les facultés correspondantes de l'âme ; la perfection instrumentale doit être obtenue et conservée en s'accommodant aux destinations spéciales des âges, des sexes, etc. Le corps humain n'est pas fait seulement pour vivre, mais il vit pour que l'âme remplisse les hautes fonctions auxquelles elle a été destinée ; il est fait pour une âme humaine, c'est-à-dire pour un esprit d'un ordre particulier, comme cet esprit est fait pour ce corps : aussi l'âme d'un animal, parfaitement vivifique pour le corps d'une brute, ne saurait vivifier le corps d'un homme. »

C'est en s'appuyant sur ces données que Stahl réfute les chimères

---

[1] *Voy.* Stahl, *Negot. otios.*, et les développements donnés par J. S. Carl, son élève, dans ses traités : *De principiis cognitionis, sive de naturalis veritatis criterio trino in unum confluente, experientiâ, ratione, revelatione, percipiendo sensu intellectu, fide*, 1725, *et diætetica sacra* 1717. C'est surtout dans S. Bonaventure et dans son école, que l'idée de Dieu considéré comme le milieu au sein duquel vit l'âme humaine (*In eo vivimus, movemur et sumus*) est présentée sous toutes ses formes. Le *sens divin de l'âme* est, avant tout, du sentiment ; par lui, *nous goûtons Dieu, nous nous enivrons de ses parfums, nous le voyons, nous entendons sa voix*, etc., non pas avec une conscience nette et distincte, mais par un sentiment plein de charmes, par une inspiration qui échappe à l'analyse, et que l'analyse affaiblirait loin de lui donner plus de force, etc. (Voy. *Itinerarium, theologia ; voy.* aussi l'exposition de Gerson.)

de la métempsycose ; il croit, au contraire, qu'un esprit d'un ordre supérieur peut, pendant un certain temps, prendre la place de l'âme humaine et vivifier notre corps[1].

« Puisque l'âme spirituelle a un si grand besoin de son corps disposé et maintenu dans une grande perfection pour accomplir les actes suprêmes de sa vie intellectuelle, il est très-probable, *à priori,* qu'elle le connaît à fond, dans tous ses détails ; qu'elle le dirige en tout ; qu'elle maintient et surveille toute la conservation corporelle instrumentale ; on doit même croire qu'elle a une large part dans sa construction. »

Cette proposition *inductive*, d'après laquelle Stahl confie à l'âme toutes les fonctions, tant vitales qu'animales, qui s'exécutent en faveur du corps, est très-logique. « Sur qui doit-on compter pour la fabrication, l'entretien d'un pareil instrument, plus que sur l'ouvrier qui doit s'en servir ? Supposons qu'on en charge un agent moins intéressé à cette œuvre, il aura des négligences : or, ici un moment d'oubli suffit pour l'altérer et même le détruire, car toutes ses parties tendent et doivent tendre sans cesse à se dissoudre ; en supposant même sa conservation possible, il est évident que, si l'agent vital n'obéit pas au moindre signe de l'âme, la pensée ne saurait plus se produire, la volonté cesserait de s'exécuter. » Aussi les adversaires du monopsychisme, quand ils sont de bonne foi, conviennent que l'animisme est la doctrine la plus rationnelle, et qu'on ne peut la combattre qu'*à posteriori,* par des faits : c'est pour cela que Stahl s'efforce partout de joindre à ses arguments rationnels si puissants, des preuves expérimentales tout aussi démonstratives. Pour lui, l'âme spirituelle n'*éclaire* pas seulement le corps organique vital, « elle ne l'influence pas simplement par sa présence, elle le dirige positivement et directement vers son but, dont elle a une con-

---

[1] Platon a répété trop souvent que le corps est la prison de l'âme ; il a trop rabaissé l'instrument ; il a supposé que les âmes des animaux pouvaient, en s'épurant, devenir des âmes humaines, enlevant ainsi à ces dernières leur caractère propre et leur dignité. Plus fidèles à la tradition Mosaïque, Hippocrate et Aristote ont redressé cette double erreur. S. Thomas croit que le seul tort de Platon c'est d'avoir voilé sa pensée sous des métaphores ; entre autres mérites, Aristote aurait eu celui d'enlever ces voiles : tel est un des procédés que S. Thomas emploie pour concilier le Lycée et l'Académie.

naissance intuitive ; elle accomplit cette œuvre en lui imprimant un mouvement spécial déterminé dont elle fixe la quantité, la direction, les qualités; en le surveillant dans tous ses détails, d'après ses lois propres; en réalisant une idée-type imprimée en elle par le Créateur et modifiée par diverses circonstances importantes, mais accessoires. Entre l'âme humaine et son corps, il n'y a pas de principe vital végétatif, pas d'âme sensitive, pas d'esprits naturels, vitaux, animaux, intellectuels, etc., rouages hypothétiques, compliquants, embarrassants, etc.; il n'y a que le mouvement émané de son activité motrice. »

§ 2. *De l'instrument direct de l'âme spirituelle.* — « Si l'on médite sur le but final du corps et de sa vie corporelle, qui ne sont faits, l'un et l'autre, que pour le service de l'âme spirituelle, et sont subordonnés à l'acte de l'intellection, de la pensée, de la volonté, et cela durant long-temps, on en voit ressortir suffisamment (par une déduction tirée *à priori* de ce but) la démonstration de cette proposition : « que l'âme spirituelle est bien la cause efficiente de la vie corporelle, qu'elle est le *principe vivifiant du corps.* » Nous trouverons, en faveur de cette vérité, un second *argument déductif* appuyé sur la nature de l'instrument immédiat à l'aide duquel l'âme accomplit tout à la fois les fonctions de sa vie corporelle et celles de sa vie spirituelle [1].

Cet instrument est le mouvement. En effet, le mouvement appartient à l'essence de l'âme et caractérise spécifiquement son activité. Le mouvement est l'élément fondamental des actes vitaux, végétatifs, conservateurs, des actes sensitifs, locomoteurs, de la pensée; car l'âme se meut dans ses pensées, et les parcourt en les

---

[1] Stahl, *De scopo seu fine corporis,* § VII.
Les arguments de Stahl sont déduits (par *à priori* ou par syllogisme descendant) de ces deux propositions préalables, expérimentales et rationnelles : 1° Le corps est l'instrument corporel de l'âme ; 2° le mouvement est l'instrument immédiat tout à la fois général et formel (spécial) de ce principe animateur. Stahl établit que les théologiens ont toujours tenu bon pour le monopsychisme médical; mais, plus disposés à censurer qu'à détruire radicalement les doctrines des autres sciences, que l'on pouvait, par un excès de rigueur, accuser de s'éloigner de leurs dogmes (*immittere unguem potiùs quàm falcem*), ils ont toléré les esprits vitaux, animaux, etc., à la condition qu'on n'en tirerait pas un double psychisme substantiel.

enchaînant par un mouvement discursif [1]. Le mouvement, considéré dans son essence intime et générale, est *incorporel;* c'est l'acte abstrait d'un principe moteur avec lequel il semble se confondre ; il conserve cette incorporéité, même quand il se détermine en se réalisant dans un corps, comme quand il se réalise dans un esprit. Il est donc d'un genre analogue à l'âme elle-même, et s'accommode pourtant à l'essence des corps sur lesquels il agit [2]. Les mouvements vitaux humains se rapportent d'ailleurs tous à une même intention, à un même but général, la connaissance et la pensée.

Le passage dans lequel Stahl énonce ses idées à ce sujet, mérite d'être reproduit, en serrant le texte de très-près : « L'agent instrumental de l'âme est une chose réelle tout-à-fait étrangère à l'essence et à la nature entière du corps, tandis qu'il est doublement de la même famille que l'essence et la nature absolue et spécifique de l'âme ; car, 1º il est *incorporel,* en soi, comme cette dernière, et 2º comme elle aussi, il s'unit au corps pour exercer sur lui son efficacité, son activité. De plus, il est très-évident que cet agent est l'instrument de l'âme, non-seulement dans l'accomplissement de ses fonctions vivifiques nécessaires pour l'existence et la durée de ce corps, mais encore et bien davantage dans celles qui se rapportent aux usages et aux intentions indépendantes, propres *(nudis),* pures et directes de l'âme même. Cela est poussé si loin que, dans ses actes les plus éminents, dans ceux où elle déploie le mieux son activité spécifique, l'âme exerce sur cet agent un empire si absolu, qu'elle le gouverne, le dirige, augmente ou diminue son intensité; qu'elle le tourne, le ploie selon son libre arbitre et sa volonté. Cet agent est approprié d'une manière si complète et si naturelle aux fonctions immédiates de l'âme, que tous les actes essentiels et propres qu'elle doit entreprendre et achever sont exécutés et accomplis entièrement au moyen de cet agent, qui n'est pas seulement son instrument véritable, mais qui

[1] Cette proposition, que Stahl attribue à Aristote, n'appartient pas directement au chef du péripatétisme; on la trouve dans les livres des *Épidémies* d'Hippocrate, qui a distingué de même l'acte (ἐνεργεία), de la puissance (δύναμις), dans son traité περὶ τροφῆς.

[2] Voy. *Negot. otios.*

est son acte propre et générique, son intermédiaire direct et immédiat plutôt qu'un pur moyen instrumental. Cet agent, c'est le mouvement [1]. »

Ainsi, ce qui domine d'abord dans l'essence de l'âme, c'est la faculté motrice, et c'est son acte moteur qui lui sert d'instrument immédiat le plus capital dans les actes de sa double vie corporelle et spirituelle ; or, un acte moteur est *incorporel*, c'est-à-dire de la même famille que l'âme, et cependant il peut comme elle s'unir à un corps. Ces déclarations sont fondamentales, car là réside le caractère propre au véritable animisme, et la réfutation d'une foule de systèmes physiques, métaphysiques, médicaux. Stahl aborde les questions de *force*, de *matière*, d'*esprit*, de *vie*, de *mouvement*, etc., c'est-à-dire les problèmes dont la solution explicite et implicite est indispensable, et décide le caractère et l'avenir de toute doctrine. Les mots que nous indiquons ici sont employés à chaque instant, et cependant un grand nombre d'auteurs distingués n'ont, sur les objets qu'ils représentent, aucune idée fixe, exacte, vraie, et divaguent à chaque instant, se cachant souvent à eux-mêmes, sous l'ambiguité des mots, le vide, l'embarras, les contradictions de leur pensée : de là, ces paralogismes si étranges de la plupart de nos systématiques, et cet arrêt qui déclare la physiologie un roman, en étendant à la science entière une accusation justement méritée par tant d'hommes qui ont voulu en être les interprètes [2].

Kurt Sprengel [3] et beaucoup d'autres avec lui ne comprennent point que le mouvement est quelque chose d'*immatériel*. Cet auteur confond *immatériel* et *spirituel* avec *incorporel* ; il ne conçoit nullement la pensée de Stahl, et n'a jamais analysé les idées de *mouvement*, de *force*, etc., sur lesquelles il a émis des opinions fort diverses et même contradictoires. Le mouvement suppose 1° un agent moteur, 2° un acte moteur, 3° un mobile, 4° un déplacement de celui-ci. Quand un astre se meut, je vois l'astre (le mobile) et son déplace-

---

[1] *De scopo corporis*, § VII et VIII.
[2] *Voir*, sur l'ontologie de Stahl, la thèse de M. Gausserand, sur le Propempticon de Stahl, *De commotionibus sanguinis* (Montpellier, 1859): ce travail a été rédigé sur des notes prises à nos leçons.
[3] T. V, p. 207.

ment qui sont des choses *sensibles*, *matérielles*; mais je n'aperçois ni l'agent ni l'acte moteur, qui sont des choses *intelligibles*, non sensibles, incorporelles. Qui de nous a jamais vu l'attraction ou force attractive Newtonienne, l'électricité avec ses doubles forces attractive et répulsive, etc.? Et cependant nous admettons l'existence et la réalité de ces forces, de ces agents : toute force, tout acte moteur intime n'est pas une chose *sensible*, *corporelle;* c'est une chose *intelligible*, *incorporelle*, à moins qu'on ne confonde les sens avec l'entendement, ce qui est corporel avec ce qui est incorporel, et que l'on n'aperçoive rien au-delà de la matière. Dans ce dernier cas, « on manque d'un sens, on est aveugle, ce qui n'empêche pas de parler de lumière et d'imiter même les hiboux soutenant que leurs yeux sont plus perçants que ceux des oiseaux de haut vol. » (Aristote.)

Nous avons emprunté à Stahl et à ses partisans les observations que nous venons de faire sur les adversaires du Stahlianisme et sur les erreurs nombreuses qu'ils ont commises dans leurs objections à l'animisme : ces erreurs tiennent à l'absence d'idées suffisamment justes et précises sur les forces, les causes, la matière, l'esprit, la vie, etc. Mais, tout en reconnaissant ce qu'il y a là d'exact et de légitime, nous devons avouer aussi que les Stahliens et leur chef ont fourni des armes puissantes contre eux-mêmes par une exposition peu méthodique, une désolante ambiguïté, un langage difficile, des expressions trop vagues et mal déterminées. Le professeur de Halle aurait dû distinguer l'agent moteur, la force motrice, l'acte moteur, enfin le changement survenu dans le mobile, c'est-à-dire le mouvement réalisé. Quand un mobile est mû, ce qu'on nomme vulgairement mouvement c'est le déplacement du mobile, c'est-à-dire l'effet de l'acte moteur ; c'est par ce déplacement qu'on mesure le mouvement. Quand l'acte moteur s'exerce dans l'esprit, celui-ci passe d'une pensée à l'autre; cette succession des pensées est le mouvement de l'esprit et lui sert de mesure ; ce mouvement peut servir à compter le temps, comme l'écoulement du sable dans un chronomètre à sablier.

De même, quand Stahl dit que le mouvement est d'une tout autre espèce que l'essence des corps et de la même famille que l'essence de l'âme, il aurait dû le prouver rigoureusement, de manière à rendre toute contestation impossible. Il le pouvait, et ne l'a fait nulle part sans tergiversation, sans détour ; aussi les discussions ont continué et continuent encore. Il tenait ce fameux fil du labyrinthe dont Bacon parle tant, et qu'il ne connaissait pas assez ; mais il n'a pas bien su en faire usage ; il s'est engagé dans un dédale où il parvient à se retrouver, mais où il nous laisse perdus. Le professeur de Halle a retourné ces questions dans plusieurs sens, surtout dans son *Negotium otiosum;* mais il s'y est pris de telle sorte, que celui qui connaît ces sujets à fond peut seul s'assurer de l'étendue de sa science philosophique, tandis que le lecteur qui ne les possède point parfaitement ne peut guère le prendre pour guide et doit le trouver presque inintelligible. Les riches trésors du Stahlianisme sont à moitié perdus si l'on n'en donne pas la clef : on comprendra mieux maintenant le but du livre de M. Blondin et de ses collaborateurs. Quelle est l'essence : 1º de la matière inorganique ; 2º des êtres simplement vivants ; 3º de ceux qui sentent, vivent et ont même un certain degré d'intellectivité ; 4º de l'âme humaine ; 5º des esprits supérieurs ; 6º de Dieu lui-même ? Telles sont les questions suprêmes que le XVIIᵉ siècle s'est efforcé de résoudre, dans les limites de nos moyens de connaître. Ces questions nous ont été léguées par nos prédécesseurs, et nous les poursuivons, comme on les poursuivra de nouveau, car l'humanité doit les résoudre. Avonsnous avancé beaucoup ? Oui, dans un certain sens, tout en reculant dans d'autres. Pouvons-nous faire beaucoup mieux ? Oui, sans doute ; cette œuvre est même plus laborieuse que difficile. Quel procédé faut-il mettre en usage ? C'est surtout la méthode historique. Quels auteurs faut-il principalement consulter ? Les grands Scholastiques et le XVIIᵉ siècle, à la tête duquel marche Bossuet, le plus grand philosophe de cette époque.

Les Baconiens et les Cartésiens ne voient que des corps et des esprits : cela est évident pour les seconds, et n'est pas moins certain pour les premiers, qui ne savent même pas exactement ce que sont les corps et les esprits. Quand Bacon déclare que l'âme humaine irrationnelle est *une substance corporelle atténuée et rendue invisible par la chaleur,* on ne peut douter qu'il n'en fasse une matière ; lorsque, plus tard, il lui donne le sentiment et une sorte d'intelligence, il allie monstrueusement les qualités des corps à celles des esprits et suppose une matière qui pourrait très-bien penser [1]. Bacon et Descartes ignorent ce qu'est la vie. Le philosophe français donne aussi une idée inexacte de la matière et des esprits, quand il regarde l'*étendue* seule comme l'essence de la première, et la *pensée* comme l'essence unique des seconds : il ne distingue point les divers genres d'essences *génériques, spécifiques,* etc. Si les corps ne sont qu'*étendus,* si les esprits ne sont que *pensants,* ils ne peuvent agir les uns sur les autres ; le monde spirituel et le monde corporel n'ont plus de lien. S'il n'y a que des corps et des esprits, les plantes et les animaux sont de simples machines ; le règne purement vivant, le règne vivant et sentant sont effacés tout d'un coup, et l'univers est doublement mutilé : dès-lors, la science de la vie n'existe plus. Dans le Baconisme, les difficultés deviennent plus grandes encore, les erreurs se multiplient ; nous rétrogradons vers le pneumatisme du traité περί φύσιων, *de pneumatibus,* vers l'éther ou le feu intelligent de l'opuscule περί αρχων et des Stoïciens ; nous sommes en plein panthéisme [2].

Les disciples de Descartes, et avant tous Leibnitz et Malebranche, comprennent que leur maître s'est trompé dans la définition qu'il a donnée de la *matière* et de l'*esprit,* dans sa conception de l'*étendue,* de la *force* et du *mouvement* ; ils cherchent à y introduire des

---

[1] Cette âme corporelle est un *souffle* d'une nature d'air et de feu, préparée par la mollesse de l'air à recevoir les *impressions,* et par la vigueur du feu, à lancer l'*action;* elle est nourrie de parties aqueuses et de parties huileuses, entretenue et fortifiée par le sang spiritueux des artères ; elle se rassemble surtout vers la tête, parcourt les nerfs, etc. (Bacon, *De augment. scient.*, IV, 3.) On voit que le *rigoureux* Bacon, avec sa méthode inductive, ne recule pas devant l'hypothèse : son principe vital est le πνεύμα sensitif et moteur de quelques anciens, le *blas sensitivum* et *motivum* de Van-Helmont, notre fluide nerveux, etc. Pour lui, le corps vivant est une *machine* dirigée par une vapeur sensitive et motrice.

[2] On voit par ce qui précède que, dans le Cartésianisme comme dans le Baconisme, les corps vivants sont nécessairement des machines : aussi, sous la domination de ces deux doctrines, les théories médicales du XVIIe siècle durent être essentiellement mécaniques. Au XVIIIe siècle, Haller, cartésien en physiologie comme son maître Boërhaave, suivit, à peu de chose près, la même impulsion, qui n'a pas encore perdu son empire de nos jours. C'est aux écoles de Stahl et de Montpellier que revient la gloire d'avoir attaqué sans cesse un aussi dangereux système, en déterminant exactement l'idée de vie, en distinguant la matière brute, les êtres vivants, les esprits : elles ont ainsi ramené l'anthropologie à ses véritables principes.

modifications utiles ; mais ils s'égarent en chemin, et imaginent, le premier, son *harmonie préétablie ;* le second, son *occasionalisme* et sa *vision en Dieu.* Dès-lors, le panthéisme les envahit, à leur tour, comme Spinoza, par des voies différentes. Malgré tous ces efforts, la véritable notion de la *matière* et de l'*esprit* ne peut avoir sa place, et l'on ne sait où se prendre pour trouver celle de la vie [1]. Kant et ses successeurs, Reid et l'École écossaise s'enfoncent de plus en plus dans ce chaos, où ils jettent en passant quelques lumineux éclairs. Depuis plus d'un demi-siècle, cette philosophie, aussi savante que ténébreuse, superficielle tant qu'elle semble claire, obscure dès qu'elle veut devenir profonde, a tout envahi, même en Italie et en France, où quelques bons esprits ont résisté seuls à la foule, en se rattachant aux saines traditions du spiritualisme chrétien pratique. Jusqu'à ce jour, l'Allemagne n'a pu sortir entièrement du panthéisme qui marque la plupart de ses œuvres de son cachet ineffaçable ; il se retrouve même dans la partie pratique de ses travaux physiologiques (si remarquables d'ailleurs sous une foule de rapports), et nous enveloppe souvent sous ses étreintes puissantes.

Stahl avait aperçu tous ces dangers : de là ses luttes énergiques contre les déviations des Écoles Baconienne et Cartésienne ; de là sa prédilection pour le véritable spiritualisme pratique, et pour tous ceux qui l'avaient enseigné ; de là ses recherches incessantes sur l'essence de la matière, de l'esprit, de la vie, du mouvement, du temps, de l'étendue, de la force, etc. Il revient à l'animisme primitif ; malheureusement il craint de sortir de l'animisme médical, et sa pensée, qui ne remonte pas assez haut, n'a pas l'élévation, la profondeur, l'étendue, la clarté qu'elle aurait s'il se fût livré plus librement à ses aspirations philosophiques. Il cherche surtout à bien préciser les idées de vie, de mouvement vital, parce qu'elles sont

---

[1] Guidés par la rigueur des déductions logiques, qui devient désastreuse quand les prémisses sont inexactes, Leibnitz et Malebranche complètent le mécanisme universel enveloppé dans les principes de Descartes. Celui-ci, tout en faisant de l'homme vivant une machine, avait conservé la liberté à l'homme intellectuel et moral. Ses deux disciples en font une machine, un automate intellectuel et moral que Dieu fait penser, aimer, vouloir : dès-lors, plus de liberté pour nous, plus de responsabilité dans nos actes, plus d'immortalité réelles. L'univers n'est qu'une machine, ainsi que l'a montré Stahl dans sa polémique contre Leibnitz. (Voy. *Negot. otios.*)

les plus méconnues et qu'elles servent de lien à toutes les autres. Aussi veut-il que l'on examine avec soin ce qu'est la vie dans le végétal, dans l'animal, dans l'homme; en quoi consiste la vie des corps organisés, celle des âmes, de l'homme, des esprits, de Dieu même; en quoi un organisme diffère d'un mécanisme, un mixte organique d'un mixte vivant, etc... Mais il s'arrête trop tôt: ses analyses incomplètes [1] ne portent que sur un nombre d'objets trop limité, et introduisent des défauts analogues dans ses synthèses. En un mot, il retrouve et retrace le véritable chemin; il marque les jalons, indique les étapes qu'il faut parcourir, esquisse le cadre dont les divers points doivent être remplis; mais il est loin d'accomplir l'œuvre même dans ses principaux détails. Cependant les matériaux ne lui manquaient point. Pourquoi n'a-t-il pas été plus loin? Son génie et sa science n'étaient-ils point à la hauteur de son entreprise? Non, certainement. Pourquoi n'a-t-il pas rendu à la science des services plus grands encore que ceux qu'il lui a rendus? Pourquoi n'a-t-il pas exploité plus largement la mine féconde qu'il avait sous les mains? Cela tient à des circonstances que nos lecteurs peuvent déjà pressentir, et sur lesquelles nous nous expliquerons avec de nouveaux détails.

Il y a dans l'homme trois degrés de vie: l'un inférieur, *vie propre du corps*, sorte de mécanisme transcendant; l'autre moyen, *vie du corps uni à son âme en tant que vivifique;* l'autre supérieur, *vie propre de l'âme*, analogue à la vie de Dieu. Stahl rétablit cette distinction capitale qui, du reste, ne lui appartient point; puis, au lieu de développer avec soin chacune de ces vies et d'en montrer les liens, il glisse sur la vie inférieure et la vie supérieure, sur lesquelles il prouve par quelques fragments qu'il avait d'importantes notions, pour s'arrêter à la vie moyenne qui absorbe presque toute son attention, parce qu'en effet elle se rattache plus directement au but médical. Nul, parmi ses successeurs, n'a rempli le cadre dans son entier, en

---

[1] *Voy.* sur l'unité du ψυχὴ, sur la force, le mouvement, l'essence des esprits, etc., la thèse de M. Gausserand, p. 80. Les Cartésiens et les Baconiens, supprimant la vie, ne voient que des corps et des esprits; Bichat, supprimant les esprits, n'admet que des corps et des êtres vivants. « Il y a dans la nature deux classes de phénomènes, d'êtres, de sciences: des êtres organiques ou inorganiques, des propriétés vitales ou non vitales, des sciences physiologiques et physiques. » (*Anat. gén., disc. prélim.*)

donnant à chaque partie un développement en rapport avec son importance et avec le degré de clarté qu'elle doit répandre sur l'ensemble : or, c'est le seul moyen d'arriver à une physiologie complète où tout se tienne et s'enchaîne, où tout soit clair et précis.

Stahl établit que l'âme pensante peut à elle seule, au moyen de sa force motrice : 1° travailler la matière organico-vitale de son corps, qui lui est donnée à l'état de substance informe, de manière à y créer un instrument durable propre à servir à sa fonction suprême, sa vie intellectuelle, morale, etc. ; 2° entretenir ce corps, le mouvoir, le diriger, le faire passer habituellement en toute chose, de la puissance à l'acte, etc. ; rien de mieux : mais cette force motive directrice suppose, au-dessous d'elle dans le corps, des forces motrices, des motilités qu'elle dirige, et au-dessus d'elle dans l'âme même, un principe supérieur qui dirige à son tour la force motive. Il fallait donc étudier *minutieusement*, d'une part, les forces motrices corporelles, de l'autre, les facultés psychiques directrices de la force motive de l'âme, et, tout cela, dans les fonctions vitales, animales, intellectuelles, etc. : or, il ne l'a pas fait suffisamment, avec netteté, avec relief, et ce reproche, que lui ont adressé Leibnitz et son École (voy. le *Negotium otiosum*), est parfaitement fondé, bien qu'exagéré. Là, il aurait vu clairement l'influence de l'imagination, de la mémoire, des appétits, des passions, de la volonté, sur les diverses fonctions anthropologiques, et nous aurait laissé sur ces sujets des notions exactes et complètes : on a été injuste quand on a dit qu'il n'a ni connu ni traité ces questions, mais il est certain que, dans ses ébauches, il ne les a pas régulièrement élucidées. Il reprend ses avantages, lorsque, conformément à ses prémisses, il soutient que l'on a craint à tort d'exagérer l'activité de l'âme, et de lui donner trop d'occupation en lui attribuant la direction des fonctions vitales et l'accomplissement entier des actes intellectuels. Si elle peut seule suffire à tout cela, il est inutile et peu raisonnable de lui adjoindre des intermédiaires autres que ces facultés mêmes : placés entre elle et son corps, ils ne feraient que l'embarrasser. Stahl trouve une nouvelle confirmation de sa doctrine, en réfutant tous les systèmes dans lesquels on admet ces agents.

§ 3. *Réfutation des opinions relatives à l'existence des agents intermédiaires.*—Un grand nombre d'auteurs anciens et modernes ont supposé, entre l'âme et le corps, l'interposition de divers principes actifs : on a été forcé d'imaginer ces rêveries pour échapper aux conséquences absurdes et dangereuses d'un premier axiôme métaphysique qu'on regardait comme inattaquable, et qui est parfaitement faux. Voici ce canon fameux : « Un esprit immatériel ne peut agir sur la matière, car un être ne peut agir que sur son semblable. » On a conclu de là que l'âme humaine raisonnable, étant immatérielle, ne peut agir sur son corps. Dès-lors il a fallu chercher d'autres agents afin de les charger d'être les ministres de l'âme dans la direction des fonctions corporelles, végétatives et sensitives. Mais on aurait dû prendre garde à ce foudroyant dilemme qui ruine par sa base tout ce frêle édifice : ces agents végétatifs et sensitifs sont nécessairement matériels ou immatériels; or, ils ne peuvent être ni l'un ni l'autre sans détruire l'axiôme établi : en effet, sont-ils matériels, ils ne peuvent communiquer avec l'âme immatérielle; sont-ils immatériels, ils ne sauraient communiquer avec le corps matériel.

Vous aurez beau faire de ces agents des matières très-subtiles ou des esprits très-grossiers, ils n'en seront pas moins des matières ou des esprits.

Il y a plus, ces matières subtiles ou ces esprits grossiers doivent avoir plus d'intellectivité [1] que l'âme raisonnable elle-même, puisqu'ils dirigent avec une merveilleuse sagesse les actes vitaux et sensitifs si compliqués; qu'ils obéissent aux moindres signes, aux moindres mouvements de l'âme. Ce sont des ministres beaucoup plus habiles que cette âme dans les objets qui les concernent : ils se chargent presque seuls des affaires qui l'intéressent au plus haut degré.

« Quelques-uns ont compris l'étrangeté de ces théories qui

---

[1] Il est certain que la faculté végétative a, dans la sphère étroite où elle est renfermée, une *intellectivité instinctive*, une *volonté instinctive* plus sûres que notre intelligence raisonnante, parce qu'elles suivent plus fatalement, plus rigoureusement les lois que le Créateur leur a imposées pour atteindre le but qu'il leur a marqué. Une machine bien faite exécute son œuvre plus régulièrement qu'un homme, mais elle n'est bonne que pour cela. Sous le rapport des instincts, les animaux sont des machines vitales merveilleusement disposées par l'intelligence divine à accomplir certains actes; aussi admirons-nous divers instincts animaux qui portent l'empreinte de l'architecte suprême : mais les instincts ne sont pas des forces purement physiques.

donnent à la matière ou à ces agents subalternes plus d'intelligence qu'à l'âme pensante, et ils ont supposé que les actes végétatifs et sensitifs n'étaient point dirigés par un être réel, concret, positif, par un principe vital substantiel (matériel ou spirituel), mais par un principe abstrait, occulte, par une harmonie préétablie émanant immédiatement de la volonté divine : cette harmonie immuable pourrait tout au plus être altérée par quelque circonstance fortuite. Dans ce système, ni les actes sensitifs, ni les actes locomoteurs, ni les actes vitaux ne dépendent en rien de l'âme comme cause efficiente ; entre celle-ci et ces actes il n'y a aucun lien direct : or, rien n'est plus contraire à l'expérience, ainsi que le montre l'influence des passions de l'âme sur les sensations, les mouvements, les fonctions végétatives[1]. Notre doctrine est évidemment plus simple, plus en rapport avec les faits, la raison, la philosophie, la logique. »

§ 4. Stahl va répondre maintenant aux difficultés soulevées par ses adversaires. On nous oppose deux objections : l'une, *a priori*, et d'après un axiôme de simple raison : « Un esprit ne peut pas agir sur un corps ; » l'autre, *a posteriori* et au nom de l'expérience : « L'âme n'a aucune conscience de ses actes végétatifs ou organiques. »

Nous avons longuement répondu à la première objection ; elle repose sur une erreur. Il est facile de prouver, rationnellement et expérimentalement, qu'un esprit peut agir et doit agir sur les corps, sans déroger à sa nature propre et à sa haute dignité.

Quant à la seconde objection, elle s'appuie sur une erreur tout aussi grave. On suppose que l'âme n'intervient que dans les actes dont elle a une connaissance parfaitement claire : on ne remarque pas qu'elle n'a point une conscience nette, distincte, réfléchie, lumineuse, de tous les actes auxquels elle préside ou qu'elle accomplit ; néanmoins, ce fait n'a pas échappé à de grands philosophes, il est même connu du vulgaire. Dans ses facultés vivifiques (végéta-

---

[1] Cette remarque a dû frapper Barthez : « Si j'ai produit la *secte* qu'on appelle des *vitalistes*, c'est assurément sans le savoir ; et si l'on a bien défini les opinions qu'on a dit leur être *propres*, mes écrits ne peuvent avoir exercé d'*influence sur leurs dogmes*, *puisque je les y ai réfutés*. Ainsi, l'on dit que les *vitalistes* rapportent tous les phénomènes de la vie à *un principe intermédiaire entre l'âme et le corps* ; mais j'ai remarqué ci-dessus (p. 25) qu'un *tel être moyen* est un *être de raison*. » (Barthez, *Nouv. élém.*, T. 1er, notes p. 99, édit. de 1806.)

tives, sensitives, motrices), et même dans ses facultés intellectuelles,
morales, le plus franchement volontaires, il y a une partie obscure
ou tout-à-fait ténébreuse où règne le λόγος et non pas le λογισμός
qu'il importe de bien distinguer.

Le λογισμός, la faculté raisonnante a besoin, pour bien s'exercer,
de se représenter les objets sous une forme visible, palpable, tangible
(par l'imagination), de les reproduire par la mémoire, de les décom-
poser, de les analyser, de les comparer, de les juger : c'est là-dessus
que repose le travail inductif, déductif, démonstratif, etc. Or, cette
faculté logistique de l'âme est très-bornée ; ses opérations, longues,
difficiles, embarrassées, peuvent aisément se trouver entachées
d'erreurs par leur complication même. Les idées claires, distinctes
en apparence, qui s'obtiennent par ce pénible labeur, sont souvent
frappées d'inexactitude ou de fausseté.

Mais, indépendamment du λογισμός, il y a dans l'âme un vaste
domaine où règne le λόγος, faculté en partie instinctive, en partie
intuitive, qui peut saisir de nombreuses vérités, tout d'un coup, et
sans le secours ou avec un très-faible secours de l'imagination, de
la mémoire, de l'analyse. Ces vérités, ces principes intuitifs ou
instinctifs sont quelquefois plus hauts et plus sûrs que les principes
logistiques et peuvent servir à les redresser. Les actes de la faculté
végétative, ceux de la faculté sensitive, appartiennent au λόγος ; voilà
pourquoi l'âme n'en trouve en elle, dans beaucoup de cas, ni la conscience ni le souvenir, ou que, dans les circonstances les plus favo-
rables, elle n'en a qu'une conscience et un souvenir vagues et confus.

Beaucoup de sensations externes les plus délicates (sensations
olfactives, gustatives, etc.), un grand nombre de mouvements volontaires très-précis, les actes intellectuels et moraux dans ce qu'ils ont
d'intime, appartiennent plus ou moins au λόγος et échappent au
λογισμός.

Ainsi, nous distinguons parfaitement et tout d'un coup les diverses
odeurs, saveurs, etc. ; nous les classons en nous-mêmes, de manière
à en établir les spécialités, les individualités, sans pouvoir nous les
représenter sous une figure visible, tangible, nettement et distinc-
tement sensible, sans pouvoir en reproduire un souvenir saisissant,
sans les soumettre aux actes rationnels et logistiques, dans le sens
ordinaire du mot.

Quand nous franchissons un fossé, que nous dansons ou chantons en cadence, nous mesurons immédiatement l'espace à parcourir, nous suivons les rhythmes rapidement, tout d'un coup, sans analyse logistique, sans nous aider même d'un souvenir.

Tout le monde pense, et néanmoins l'âme parvient-elle à analyser les actes intimes si compliqués de la pensée? En connaît-elle le mécanisme? Se représente-t-elle la série des mouvements intérieurs par lesquels elle est passée? Peut-elle en conserver le souvenir?

Nous nous livrons à chaque instant à des mouvements volontaires; nous en proportionnons l'intensité au but que nous voulons remplir, comme lorsque nous élevons le pied à la hauteur d'une marche; nous saisissons à l'instant ce qui est agréable, désagréable, dans son degré, sa nature spécifique, etc.: or, tout cela se fait-il par des actes profondément raisonnés? En avons-nous une conscience, un souvenir parfaitement analytiques, parfaitement distincts dans leur intimité? La conscience et le souvenir nets, précis, complets, ont-ils quelque prise sur la nature de l'âme elle-même, sur ses actes propres de pensée et de volonté que tout le monde lui attribue, et sur le lien intérieur qui l'unit avec le corps et lui permet d'agir sur lui dans tel ordre, dans tel degré, dans telle proportion? Nous sommes convaincus que l'âme agit sur son corps, comme sur un instrument docile qui lui sert à accomplir ses pensées et ses volontés par un travail successif dont elle mesure et dirige le degré, l'intensité, l'enchaînement; c'est une notion intuitive de sentiment, mais nous n'avons ni la conscience ni le souvenir de ce lien intime, de ces actes profonds et si bien accommodés à leur but: aussi la faculté analytique, comparative, logistique, la conscience, le souvenir sont impuissants pour en sonder et en parcourir les mystérieux replis. Si les actes sensitifs les plus délicats, si les actes intellectuels et volontaires se dérobent ainsi à l'imagination, à la mémoire, à l'analyse, à la conscience, etc. (du moins dès qu'on exige que nous parvenions à en obtenir par cette voie une connaissance nette, précise, approfondie), il n'est pas étonnant que les actes organiques et végétatifs se trouvent dans des conditions analogues.

Ces exemples suffisent pour montrer la différence qui existe entre les notions et les actes simplement intuitifs et instinctifs d'une part, et de l'autre les |connaissances et les actes |qui peuvent être saisis par la représentation imaginative, la mémoire, le raisonnement, l'ensemble des facultés logistiques : ces dernières facultés ne s'appliquent nettement qu'aux objets extérieurs, et même seulement à ceux que nous pouvons nous représenter sous des figures visibles et tangibles, ayant des dimensions que l'on puisse mesurer. Mais quand il s'agit de choses qui se passent en nous-mêmes, que nous ne pouvons pas projeter au-dehors, en les revêtant de quelque circonstance figurable, nous devons avouer que nous n'en avons, par nos actes et nos facultés logistiques, aucune perception, aucune compréhension nette, distincte, approfondie.

L'âme a donc, dans sa *perceptivité* (sensibilité), une foule de degrés par lesquels elle s'élève, du mode le plus obscur (sensibilité organique, végétative, purement vitale), au degré le plus supérieur (sensibilité avec conscience humaine, nette, réflexive), en passant par toutes les nuances d'une demi-conscience (sensibilité animale).

Dans son examen critique de la doctrine des intermédiaires, Stahl renverse les doctrines exclusivement physico-chimiques, organiques pures, dualistes, etc., aussi bien que l'harmonie préétablie de Leibnitz, l'animisme exclusif, spécial des Cartésiens, etc. Si la force vitale est purement *physique*, les corps vivants sont de simples machines, comme le veut Descartes, et alors on se demande d'où leur vient la sage contingence de leurs actes. Faites de l'agent vital un *esprit matériel* très-subtil, et accordez-lui de l'intelligence, ce n'est plus de la matière, à moins que celle-ci ne soit intelligente et ne pense ; mais alors l'esprit et la matière se confondent par leurs attributs, et l'on tombe dans le dédale du panthéisme. Imaginez au-dessous de l'âme intellectuelle une seconde âme subalterne, un véritable esprit, sous le nom de principe vital, vous multipliez les *êtres* sans nécessité (contrairement aux lois de la logique), et vous compliquez toutes les questions. Réfugiez-vous dans le vitalisme expérimental abstrait, vous aurez l'avantage de pouvoir établir, par l'observation, les lois de la vie : mais vous en tiendrez-vous là ? Souvent vous croirez avoir beaucoup avancé quand vous saurez que *nous sentons par la sensibilité, nous nous mouvons par la motilité, nous sommes échauffés par la caloricité*, etc. ; puis, un jour, las d'un pareil langage, vous voudrez donner une valeur concrète à votre principe vital abstrait, et vous en ferez ou un être physique ou un esprit, croyant avoir

beaucoup fait, dans le premier cas, en le transformant en un im-
pondérable (calorique, électricité), ou même en un corps plus délié,
fluide, nerveux, et fier dans le second de ne lui avoir accordé que
des idées obscures. L'animisme des Cartésiens a aussi un défaut
capital; il sépare l'âme du corps et rend leur commerce impossible :
dès-lors, le corps ne peut être qu'une machine, et l'âme s'isole dans
ses pensées. Leibnitz, Malebranche, etc., ont imaginé de nouvelles
erreurs pour pallier les conséquences de l'erreur Cartésienne. Nos
systèmes les plus modernes n'étant que des reproductions de ceux
que nous venons d'indiquer, la réfutation donnée par Stahl conserve
tout son à-propos et semble écrite pour nous.

Dans son examen critique, le professeur de Halle fait justice de
cet axiôme premier : « L'immatériel et le matériel ne peuvent communiquer ensemble, agir l'un sur l'autre » ; dans sa réponse aux objections, il combat de même celui-ci : « Les actes dont nous avons
une conscience nette sont les seuls qui appartiennent à l'âme » :
c'est là un préjugé qui nous vient surtout du Cartésianisme, et qui
nous domine si bien que les meilleurs esprits attaquent en son nom
les vérités les plus solides : on l'accepte généralement comme un
axiôme mathématique, prenant une assertion mille fois répétée sans
preuves pour une démonstration.

Les actes avec conscience nette appartiennent à l'âme, rien de plus
vrai; mais on ne doit pas en conclure que les actes avec conscience
obscure, ou même que tous ceux où la conscience manque, ne lui
appartiennent en rien. La mécanique des nerfs (mouvements
excito et reflecto-moteurs) a sa part légitime; mais elle ne doit pas
absorber celle qui appartient légitimement à l'âme. Leibnitz, avant
Stahl et après beaucoup d'autres, avait signalé ces idées obscures,
ou même tout-à-fait inaperçues de la conscience, comme n'en
résidant pas moins dans l'âme. Ces remarques sont d'une grande
fécondité; elles changent les bases de toute la psychologie philosophique et médicale qu'on nous enseigne depuis long-temps, et doivent la transformer dans son entier : alors, mais alors seulement,
on pourra avoir une psychologie comparée et une doctrine des rapports du physique et du moral (*doctrina fœderis*), qui jusqu'ici ont
été simplement ébauchées.

Stahl, en face de ses contemporains, est resté fidèle à cette **grande** règle de Bacon, si souvent négligée : N'acceptez pas trop vite les axiômes premiers très-généraux, et appesantissez-vous long-temps sur les axiômes moyens ; chacun d'eux a sa valeur propre ; ils se réfléchissent les uns sur les autres, s'éclairent et se fécondent réciproquement. Bacon s'est pourtant trop méfié des premiers, tandis que les Cartésiens se sont trop hâtés de les appliquer. Il nous resterait à faire ressortir l'utilité de la distinction du λόγος et du λογισμός après l'avoir rendue plus claire, plus compréhensive, plus pratique ; à montrer la supériorité du λόγος dans certains actes vitaux, sensitifs, moraux et intellectuels ; à traiter en détail des intuitions, des instincts et de leurs divers modes (intuitions et instincts intellectuels, vérités de sentiment, sentiments moraux, religieux, etc.) ; à comparer les vérités qui en proviennent avec celles que nous devons aux sens externes, aux raisonnements et à ses divers modes, etc. Mais toutes ces questions fondamentales, sur lesquelles la science possède les plus riches matériaux encore épars, exigent de longs développements, que nous donnerons à mesure que les textes mêmes de Stahl nous en fourniront l'occasion. Plusieurs de ces problèmes ont été soulevés par Leibnitz et Stahl dans leur polémique, dont les fragments sont réunis dans le *Negotium otiosum*.

V. DE LA DISPOSITION MATÉRIELLE INTIME DU CORPS POUR SERVIR D'INSTRUMENT A LA VIE. — Ce chapitre est une esquisse, un essai de l'anatomie générale analytique (étude des éléments anatomiques intimes), telle qu'on la poursuit aujourd'hui ; seulement l'auteur se borne à en indiquer les résultats les plus élevés. L'acte fondamental de la vie corporelle végétative se rattache à la crâse ou à la mixtion des éléments atomiques constitutifs des humeurs vitales et des solides tels qu'ils doivent être.

Ces éléments constitutifs atomiques premiers sont et doivent se rencontrer surtout dans les parties molles ou fluides douées d'une vitalité supérieure, ils sont composés : 1° d'une matière grasse ; 2° d'une matière muqueuse (fibrino-albumineuse) ; 3° de principes aquoso-séreux, augmentant la flexibilité des parties ; 4° il faut y joindre les sels et d'autres éléments inorganiques, etc. Ce sont les atomes dont le tissage ou la disposition en cellules libres, membranes, etc., diversement associées, forment les organes : ceux-ci, par leur union, deviennent les appareils organiques qui, par leur ensemble, donnent l'organisme tout entier. Or, les atomes, en vertu de leurs propriétés chimiques, tendent sans cesse à se séparer par un travail de dissolution, de fermentation, etc.; le corps, chimiquement considéré, se trouve ainsi éminemment disposé à se dissoudre de même : pour qu'il se maintienne dans son état normal, il faut donc un travail chimique supérieur qui conserve cet équilibre opposé aux lois chimiques ordinaires.

L'humidité et la chaleur favorisent en général cette dissolution ; mais quand elles sont à un degré convenable, elles aident, au contraire, à la conservation de ces atomes. La force vitale doit donc entretenir l'humidité et la chaleur à ce degré vital qui concourt avec elle à donner de la stabilité à ce mélange. La vie corporelle dans ses actes végétatifs a, par conséquent, pour but de conserver à la crâse organique assez d'instabilité pour qu'elle ait une flexibilité et une mobilité suffisantes, et assez de stabilité pour que la dissolution corruptive ne vienne pas s'établir. Si l'équilibre commence à se rompre, la dissolution, la fermentation qui ont des tendances à s'élever jusqu'à la putridité, se montrent, faiblement d'abord, et s'accroissent ensuite rapidement : c'est pour cela que la force vitale motrice provoque et soutient partout des mouvements intimes pour rétablir cet équilibre continuellement menacé, et enlever les éléments dès qu'ils sont prêts à fermenter, à se dissoudre et à entraîner les autres dans des actes analogues.

Le sang étant la partie la plus disposée à cette dissolution chimique, la force vitale excite en lui, avec le plus de soin, ces mouvements conservateurs. Ces derniers sont de deux sortes : le grand mouvement circulatoire, les actes plastiques intimes. Ces deux mouvements concourent synergiquement au même but et s'associent aux mouvements, aux actes sécréteurs et excréteurs : ainsi s'obtiennent la température à peu près constante de ce liquide, sa composition, sa texture peu variables. La nature travaille sans cesse le sang par des dépurations de toute sorte, pour maintenir dans son état normal, d'abord sa crâse atomique, puis sa texture. Or, le sang étant l'aliment de tous les organes, ces derniers se trouvent déjà conservés par ces actes protecteurs de la constitution sanguine ; aussi le danger est grand dans les maladies sanguines putrides.

Les parties dures, les parties blanches où les éléments inorganiques sont relativement plus abondants, où les éléments les plus vitaux du sang (fibrineux, rouges, etc.,) pénètrent peu ou sont absents, se trouvent moins exposées à la corruption; aussi la vie, les actes vitaux conservateurs y sont moins actifs et moins prononcés : la force vitale s'en occupe avec moins de sollicitude (*minùs intentis et anxiis motibus*). La crâse intime des atomes formant la base de la texture, c'est vers elle que la nature dirige ses principaux efforts; dès qu'elle est sérieusement menacée, la force vitale déploie une énergie considérable, des mouvements anxieux qui démontrent ses tendances salutaires pour la rétablir. S'ils viennent à cesser, à être trop lents, trop faibles, trop peu réguliers, etc., la vie succombe et la mort s'empare inévitablement de la partie affectée. Toute-puissante sur la texture, la force vivifique a moins d'influence sur la mixtion atomique, dont les forces macrocosmiques ou inorganiques viennent lui disputer l'empire. Dès que les mouvements sécrétoire, excrétoire, supplétoire, etc., c'est-à-dire les mouvements vitaux, perdent leur libre action, les organes sont en proie à l'œuvre destructive du monde extérieur (air, chaleur, humidité), etc., et n'appartiennent plus à l'organisme vivant dont ils sont réellement isolés.

Les considérations précédentes servent à classer nos tissus élémentaires d'après leur importance et leur dignité. La force vitale s'occupe surtout des systèmes vasculaire et nerveux, où elle domine et qui dominent à leur tour dans les organes les plus essentiels : les parties centrales de ces systèmes sont les plus soignées, les plus protégées. Le système nerveux a besoin d'être soumis à de nouvelles analyses : il contient des fibres distinctes servant d'instrument à la sensibilité, à la motilité, à la plasticité, à l'intellectivité et à leurs modes divers.

VI. Coup-d'œil général sur la texture du corps. — Ici nous voyons un aperçu plus net de l'anatomie générale des tissus, fondée depuis par Bordeu, Hunter, Dumas, Bichat.

Le tissage des atomes en cellules, fibres, etc., constitue les fluides, les solides, les organes. Pour l'établir, il faut que chaque atome prenne sa place en suivant une proportion déterminée d'après un plan général, afin que les os, les cartilages, les muscles, etc., reçoivent des éléments osseux, musculaire, etc., que chaque muscle ait sa forme et son volume, que chaque groupe possède les muscles, les nerfs, les os, etc., qui lui appartiennent, etc. On doit donc penser que la force vitale architectonique ou plastogénique a une connaissance intuitive (*intellectum*) de la crâse atomistique, aussi bien que du tissage et de l'assemblage des parties.

Cela s'observe même chez les végétaux où la force plastique (*vis plastica*) se montre avec tant de puissance. Les principes gras dominent prodigieusement dans leurs éléments atomiques; ils les puisent dans l'atmosphère plus que dans le sol, comme on le voit par les arbres résineux végétant avec vigueur dans des terrains maigres et sablonneux. Leur pouvoir plastique est si grand, qu'ils fabriquent directement leurs *atomes gras* en assemblant les éléments inorganiques premiers qui doivent les constituer; car la matière grasse, si abondante dans le règne végétal, n'existe pas, ou se rencontre en faible proportion dans les substances dont ils se nourrissent. Ils créent de même ces principes odorants et sapides'si nombreux, si variés, qui donnent à chaque genre, à chaque espèce, etc., des saveurs et des odeurs caractéristiques [1]. La chair des différents animaux a aussi une odeur et une saveur tout-à-fait spéciales.

Quel est le mécanisme vital intime de ces actes plastogénétiques créateurs? Ce problème est difficile à résoudre. Disons seulement que les explications mécaniques, physiques, chimiques, ne peuvent se concilier avec les faits; il y a là des *attractions électives* portant sur les éléments premiers, sur les molécules atomiques, sur leur tissage, leur assemblage de plus en plus compliqués; il y a même un *choix intentionnel* se coordonnant vers un but manifeste, sage et utile, irrévocablement fixé d'avance. Nous croyons trouver dans ces diverses considérations soigneusement pesées et comparées un ensemble d'arguments inductifs suffisant pour nous permettre de penser logiquement que tout, dans cette œuvre plastogénétique, est dirigé par le principe animateur interne (*anima*) qui est l'ordonnateur unitaire et suprême de toutes ces fonctions synergiquement enchaînées [2].

[1] Les travaux modernes ont démontré plus largement les lois que Stahl formule en quelques mots : les êtres vivants, comme le disent les physiologistes allemands, réalisent dans toutes leurs fonctions un type idéal que le Créateur leur a imprimé; ils remplissent ainsi dans le monde une fonction publique à laquelle ils ont été destinés.

[2] On voit que Stahl donne ici son vitalo-animisme comme la doctrine inductive la plus probable, d'après l'expérience et la raison : *Quo intuitu,*

Il est certain, d'après ce qui précède, que Stahl admet nettement dans les végétaux un principe vital ou vivifique (*anima vegetativa*) doué surtout d'une *force plastique* puissante. M. Lemoine s'est trompé, après beaucoup d'autres, en le niant. « Si l'âme est le principe de la vie, les plantes ne sont-elles pas des *êtres vivants?* Ne doivent-elles pas avoir une âme à ce titre? C'est une conclusion à laquelle Stahl aurait dû être amené par la rigueur de sa doctrine ; mais, soit qu'il ne vît pas assez manifestement *l'acte vivifique de l'âme (le mouvement) dans ces animaux enracinés*, soit que *son bon sens reculât cette fois devant cette conséquence extrême*, les végétaux ne sont pour lui que des êtres *mélangés non vivants* qui se propagent fortuitement, non par désir et volonté, etc. [1]. »

Voici le texte de Stahl, sur lequel on peut facilement se tromper quand on ne l'analyse point avec une minutieuse attention. « *Hoc quod autem in hoc genere (mixtorum non viventium) verè contingit simpliciter fortuitum est , et ab externarum potiùs causarum concursu et occursu pendent ; planè contrariâ ratione, quàm in vivis, utpotè è quibus vegetabilia quidem ipsamet semina suæ speciei, aut germina simpliciter propagando augescentia proferunt : animalia verò peculiari instinctu, appetitu, voluntate, desiderio, tùm à priori ad actus eò pertinentes feruntur, tùm à posteriori amore suæ sobolis afficiuntur* [2]. »

« Les êtres purement *mélangés non vivants* sont soumis *en toutes choses* au concours et à l'action des causes extérieures: pour eux tout est fortuit. Il en est bien autrement des *êtres vivants*; cependant les végétaux *qui appartiennent à cette dernière classe* (in vivis, utpotè è quibus vegetabilia, etc.) portent en eux *les semences ou*

quo instinctu talem specie propriam portionem adsumat , etc., arbitror ejus modi connexas circumstantias , etc. Par quelle puissance intuitive et instinctive , le végétal choisit-il ainsi pour chacune de ses parties les éléments qui lui conviennent, et les assemble-t-il avec tant de sagesse ou de science ? Ne trouve-t-on pas là un ensemble de raisons *plausibles* pour rapporter ces actes aux facultés intuitives et instinctives d'un principe animateur végétatif, etc.? (Physiol. sect. 1, m. 3, *De structurâ corporis* p. 249). La doctrine qui donne ainsi aux plantes une faculté élective douée du pouvoir de choisir (*electiva, arbitraria*) *est une conception difficile*, dit Stahl, mais elle se plie mieux que toute autre à l'interprétation des faits.

[1] Lemoine , ouv. cit., pag. 85.
[2] Stahl , *De mixti*, § IX.

les germes propres à chaque espèce, dont le développement sert à leur propagation ; tandis que chez les animaux cette propagation est confiée à l'instinct, à l'appétit, au désir, à la volonté qui les pousse vers l'union sexuelle et à l'amour de leur progéniture , etc. »

.Cela est parfaitement clair : chez les *mixtes non vivants,* tout, sans exception, est fortuit ; chez les *êtres vivants* végétaux, il y a des *semences,* des *germes spécifiques,* dont la dissémination est confiée au monde extérieur ; chez les *animaux, deuxième classe d'êtres vivants,* l'espèce est propagée et maintenue par l'appétit sexuel, la volonté, l'amour maternel, etc. C'est une gradation, parce que l'agent animateur des plantes est purement végétatif, que sa force motrice n'est point dirigée par des désirs, des appétits, etc., dans l'acte générateur ; tandis que l'agent vital des animaux est de plus sensitif, et qu'il y a en eux un appétit générateur qui porte le mâle vers la femelle ou vers ses œufs qu'il va féconder, etc. Stahl est évidemment conséquent à ses principes, et *ne recule point devant la conclusion à laquelle il est amené par la rigueur de ses doctrines.*

Le professeur de Halle ne touche qu'en passant la physiologie végétale, ce qui rend son exposition incomplète et obscure ; mais on voit que sa logique est rigoureuse. Sa physiologie végétale nous permet d'étudier les actes plastiques et moteurs, souvent plus marqués et s'exerçant en dehors de l'influence sensitive.

VII. Du mécanisme instrumental de la conservation vitale de la crase par la vie végétative. — Ce mécanisme est confié à trois grandes fonctions motrices : la circulation, les excrétions et sécrétions, la nutrition.

Art. 1er. *De la circulation de la masse humorale sanguine.* — Il faut étudier relativement à cette masse humorale : 1° la crâse et la structure, 2° les lieux qu'elle parcourt, 3° les mouvements et les agents moteurs, 4° le but final de la circulation.

1° *Masse humorale sanguine.* — A. L'analyse physique nous montre que cette masse est formée par l'union des globules sanguins (sang proprement dit), de la lymphe nourricière (plasma), du sérum (portion aquoso-séreuse saline, partie principalement excrémentitielle).

B. L'analyse chimique nous découvre les éléments atomiques gras, les atomes fibrino-allumineux plastiques, l'élément aquoso-séreux, formant par leur agrégation la crâse constitutive de cette masse. A quoi servent ces divers atomes ? La question est difficile ; on peut dire cependant que la matière fibrino-allumineuse est surtout nutritive ; que le sérum aquoso-salin contribue à la fluidité, à la flexibilité par l'eau et à la consistance par les sels ; que l'élément graisso-sulfureux a aussi sa part dans la fluidité, la flexibilité des liquides et des solides ; qu'il joue de plus ici, comme partout, un rôle important dans la calorification. Le sang n'a point, en tous lieux, une composition parfaitement identique : le sang veineux, surtout dans les viscères et principalement dans ceux de l'abdomen, contient moins de lymphe plastique.

2° La masse humorale pénètre partout ; elle est logée dans les vaisseaux et dans le tissu parenchymateux, poreux, intermédiaire (tissu muqueux de Bordeu, tissu cellulaire d'aujourd'hui), qui forme la base des organes. On a supposé que les artères et les veines formaient un système continu, qu'elles constituaient même par leurs replis les glandes, et que celles-ci n'étaient que de petits canaux vasculaires. Ces données anatomiques ne nous paraissent point légitimées par l'observation. Nous croyons que le système vasculaire artériel est fermé, que ses capillaires s'étalent sur un tissu poreux, spongieux, indépendant, placé en dehors des artères et de leurs capillaires : c'est là que transsudent, à travers les pores artériels, la lymphe nourricière et le sérum, qui passent de là, par transsudation, dans les capillaires veineux sécréteurs et excréteurs [1]. Le tissu parenchymateux ne contient pas le sang proprement dit ; il ne renferme que les portions lymphatiques et aquoso-séreuses de la masse humorale.

---

[1] Dans ce qui précède, Stahl soulève ou résout plusieurs questions dont on a senti de nos jours toute l'importance. Quels sont les usages spéciaux du plasma, des globules, de leurs diverses parties, de leurs différents éléments? Le plasma est la portion nutritive ; dans les élaborations sécrétoire et nutritive, il passe à travers les pores vasculaires. Le sang est-il homogène partout? Legallois a fait, à ce sujet, un long mémoire. On sait aujourd'hui que le sang n'est pas homogène dans toutes les veines, conformément aux idées de Stahl. Ainsi, dans les veines sus-hépatiques, ce liquide contient du sucre (Claude Bernard). Stahl n'admet pas la continuité des artères et des veines, que des recherches anatomiques ont établie. Cette rectification ne détruit pas l'importance du tissu intermédiaire spongieux qui joue un grand rôle dans l'école Stahlienne.

5° Le sang circule dans les vaisseaux sanguins sous l'influence de l'impulsion cardiaque et des vaisseaux. Le cœur est actif dans la systole seulement, sa diastole est passive; il agit par impulsion et non par aspiration. Les artères sont actives aussi, mais seulement dans la systole : il n'y a pas dans le cœur et dans les vaisseaux un *esprit naturel ou vital moteur,* mais une *force motrice propre* dirigée par la force motive de l'agent vital animateur. Aux forces motrices précédentes il faut joindre la force vitale tonique, qui est partout.

4° La circulation sert à porter en tous lieux la masse humorale sanguine, afin de la distribuer convenablement. Il y a, en outre, dans cette masse, pendant qu'elle circule, un travail plastique et moteur interne qui maintient la température, la fluidité, la crâse de ce liquide. Tous ces mouvements ont, en effet, une grande influence sur la chaleur ; l'acte respiratoire mérite surtout, pour cet objet, une sérieuse attention.

On a cru généralement jusqu'ici que la respiration rafraîchit le sang ; nous croyons, au contraire, qu'elle l'échauffe. Les anciens admettaient dans le sang un *calorique inné,* une flamme vitale qui avait son foyer principal dans le cœur et s'y entretenait par l'aspiration d'un éther calorifique : les poumons devenaient alors des soufflets, des ventilateurs qui tempéraient cette flamme. Nous avons attaqué depuis long-temps cette théorie de la flamme vitale cardiaque, et montré que la chaleur vitale s'entretenait dans tous les points par le mouvement : on sait, en effet, que l'exercice accroît la chaleur ; que celle-ci, même pendant le repos, devient plus grande quand le mouvement circulatoire s'active (dans la fièvre, par exemple). Le mouvement respiratoire, la vaste circulation pulmonaire deviennent ainsi de grandes causes de calorification.

Depuis nos travaux, plusieurs auteurs ont admis, comme nous, que la respiration est une fonction éminemment calorifique ; seulement, à notre explication mécanique, ils ont substitué une théorie physique. Pour eux, l'air absorbé par les poumons y dépose son éther calorifique et provoque l'exhalation de vapeurs fuligineuses dépuratoires : bien que nous admettions l'introduction d'une certaine quantité d'air dans les poumons par suite de l'acte respiratoire, et que l'exhalation vaporeuse pulmonaire soit un fait remarquable, nous nous en tenons encore à notre théorie mécanique de la calorification respiratoire [1].

Le travail plastique intime qui marche de concert avec le mouvement circulatoire pour maintenir la crâse et la fluidité de la masse sanguine, se combine avec les sécrétions, les excrétions, la nutrition.

5° La circulation et l'état du sang exercent une grande influence sur toutes les fonctions végétatives, sensitives, intellectuelles; celles-ci ont, à leur tour, une action très-marquée sur le sang et ses mouvements. Les passions, la pensée et ses divers modes impriment leur cachet spécial aux battements du cœur, au rhythme du pouls; la circulation et les conditions particulières du sang réagissent aussi sur l'exercice des facultés intellectuelles et morales, ainsi que nous allons le voir à propos des tempéraments.

Art. 2. *Des tempéraments.*— Dans les débris des traditions antiques, nous trouvons beaucoup de fragments mutilés ou défigurés prouvant que chez les auteurs *les plus anciens* il y avait un certain ensemble d'observations et de doctrines relatives à la physique médicale, qui embrassaient des idées supérieures, par leur évidence et leur utilité, à celles que leurs successeurs leur ont attribuées ou ont acceptées franchement. Tels sont ces deux principes : « 1° Les tempéraments physiques dépendent de la crâse et de la texture des fluides et des solides; 2° les habitudes de l'âme sont liées aux tempéraments. »

On a altéré ces deux aperçus, au lieu de les perfectionner, en admettant simplement des tempéraments froids ou chauds, secs ou humides, d'après le mélange des éléments et des qualités élémentaires; en parlant sans métaphore, d'esprit chaud, ardent, froid, torpide, lâche, humide, mou, sec, dur, lourd, ferme, etc., se réglant sur leurs tempéraments corporels analogues; en établissant des tempéraments fondés sur la prédominance de tels ou tels organes, etc. Au milieu de bien des choses fausses et stériles, il y a pourtant là des

[1] Stahl établit que la respiration sert à produire de la chaleur; il n'en découvre pas la théorie chimique. Mais nous pourrions montrer comment les premiers germes de la chimie pneumatique sont nés de ses discussions à ce sujet. On voit qu'il est déjà question ici de l'absorption de l'air, de l'exhalation vaporeuse des poumons, de la déposition dans le sang d'un principe éthéré calorifique extrait de l'air absorbé, etc.

germes d'une doctrine solide, dont nous allons indiquer les bases en quelques mots [1].

1° Les tempéraments dépendent de la prédominance, dans les solides et les fluides, de tels ou tels éléments atomiques, graisso-sulfureux, fibrino-plastiques, séroso-salins, qui forment la base du corps vivant et de la texture correspondante de la masse humorale sanguine et des divers tissus. Ainsi, quand l'élément graisso-sulfureux domine, le sang est plus bilieux, les vaisseaux plus denses, le tissu spongieux plus serré ; alors le tempérament est bilieux (chaud et sec des anciens) : ici le sang est bien coulant, mais inflammable ; il circulerait difficilement, au milieu de solides trop résistants, s'il n'y avait un dynamisme vital énergique. Dans les atrabilaires, les sels sont trop abondants, les tissus encore plus denses ; le sang est noir, épais et facilement stagnant : c'est le tempérament (ou l'intempérie) froid et sec. Les lymphatiques (ou plutôt les sujets à tempérament séreux) ont trop de principes séreux ; leur sang est aqueux, leurs tissus lâches, imbibés d'humidité ; leur dynamisme vital peu actif : c'est le tempérament froid et humide. Enfin, l'on rencontre chez les sanguins un plus grand équilibre dans les divers éléments ; l'élément fibrino-plastique est un peu surabondant : c'est le tempérament chaud et humide.

Cette doctrine de Stahl, convenablement retouchée, serait féconde en utiles applications physiologiques, pathologiques, thérapeutiques. Ainsi, les bilieux ne seraient point caractérisés par la prédominance primitive de la sécrétion biliaire ; celle-ci ne s'établit que consécutivement pour épurer un sang trop bilieux. Dans le Stahlianisme, tous les tempéraments sont classés d'après un mode général, uniforme, la crâse atomique de l'organisme, qui entraîne celle de la masse humorale sanguine, aussi bien que la texture de tous les tissus, de tous les organes, etc. Les tempéraments réels sont le plus souvent une association des tempéraments cardinaux ; mais le tempérament sanguin, le plus naturel à l'espèce humaine, est ordinairement la base de cette association.

---

[1] On voit apparaître ici la double doctrine des tempéraments liés aux qualités élémentaires et des tempéraments organiques (vasculaires, nerveux, musculaires, hépatiques), etc. On comprend aussi d'après quels principes il faut les modifier. Ce serait une doctrine à remanier dans son entier.

2º Les habitudes morales et intellectuelles sont liées aux tempéraments, c'est-à-dire aux rapports qui existent entre les humeurs et les
conduits, les méats des solides : tel est le fait dont Galien avait reconnu simplement l'existence, ce qui prouve dans ce médecin une
grande sagacité. Stahl en précise la démonstration expérimentale, et
voici l'explication qu'il en donne : La première faculté que l'âme met
en jeu, est sa faculté vitale constructrice et plastique, parce qu'avant
de sentir et de penser, elle doit organiser son corps, son instrument ;
la vie végétative (organique) précède la vie sensitive (animale) et
la vie humaine (la pensée, la volonté) ; de plus, la force vitale et les
actes végétatifs ne se suspendent jamais, tandis que les actes sensitifs, animaux et intellectuels, sont intermittents : dès-lors, on conçoit sans peine que le dynamisme vital de l'âme, par son action qui
débute et ne s'interrompt pas, exerce sur le dynamisme sensitif et
intellectuel une grande influence, et lui imprime des modes analogues aux siens. Ainsi, le dynamisme vital des lymphatiques, étant
froid, mou, peu énergique, communique à la sensibilité et à la pensée
une froideur, une mollesse, une apathie correspondantes ; au contraire, chez les bilieux, le dynamisme et l'organisme vital étant
ardents, actifs, énergiques, communiquent au dynamisme sensitif et
intellectuel des tendances et des habitudes analogues. Nous n'avons
pas la conscience directe, nette, de ces modes du dynamisme vital
propres aux divers tempéraments, parce que nous n'en avons qu'une
notion intuitive, un sentiment instinctif que nous ne pouvons nous
représenter sous une forme sensible, et qui échappe à la mémoire.
Néanmoins, le lymphatique a le sentiment vague de sa faiblesse,
comme le bilieux de sa vigueur. On peut dire aussi que, réciproquement, les modes sensitif et intellectuel se réfléchissent sur les
modes vitaux.

Cette doctrine remarquable de Stahl contient un utile élément de
la science des rapports du physique et du moral : ceux qui ont cru
y voir une opposition radicale avec l'animisme, et un sensualisme
évident, n'en ont point assez pesé les termes : ils n'en ont bien saisi ni
l'esprit général ni la portée véritable. Si le professeur de Halle n'est
pas irréprochable dans son exposition, il a néanmoins bien senti les
rapports qui unissent les actes de la vie végétative, animale, intellectuelle et morale, de manière à faire voir que les dynamismes

vital, animal et intellectuel, sont trois facultés qui se rattachent à une même substance incorporelle et spirituelle ; il a indiqué de même ici et développé ailleurs les applications de l'étude des tempéraments aux affections qui dépendent des lésions de l'agrégat matériel et des troubles (ataxie) des divers dynamismes.

Art. 3. *De l'énergie de la force vitale et des modifications que lui impriment les âges.* — Stahl vient de nous montrer que la force vitale et la vie végétative varient avec les tempéraments physiques, avec la crâse, la texture, la disposition instrumentale de l'agrégat matériel, et que de plus, les variations du dynamisme vital ont, dans les différents tempéraments, des rapports positifs avec celles des dynamismes sensitifs et intellectuels ; il va prouver maintenant qu'il en est de même relativement aux âges.

La durée de la vie, pour chaque espèce vivante, dépend moins de l'agrégat matériel que du dynamisme vital et des impulsions primitives ou successives données à cet agrégat par l'activité vitale de son dynamisme ; sans cela, on ne concevrait point qu'un cheval ne vive en moyenne que vingt ans, tandis qu'une baleine vit, dit-on, pendant plusieurs siècles. De même, les variations bien déterminées apportées par les âges tiennent plus aux variations primordiales du dynamisme qu'à celles de l'agrégat et du milieu dans lequel il vit. Ces variations du dynamisme sont soumises à la loi primordiale de la septennalité, loi bien établie expérimentalement, et dont la cause rationnelle, encore mystérieuse, éclairerait bien des points de la médecine, si on pouvait la découvrir.

Pourquoi le fœtus est-il viable à sept mois? Pourquoi naît-il à neuf? Pourquoi la première enfance finit-elle à 7 ans? Pourquoi la puberté commence-t-elle à 14? Pourquoi la menstruation s'établit-elle d'abord à 14 ans, se reproduit-elle chaque 28 jours (4 fois 7)? Pourquoi finit-elle à 49 ans avec la fécondité, etc.? La mécanique, la physique, la chimie, l'anatomie, etc., sont insuffisantes pour expliquer complètement ces faits, qui sont plus dynamiques (organiques) qu'inorganiques [1].

La vie et le dynamisme sensitif, comme la vie et le dynamisme

---

[1] Dumas a fait remarquer que le mot *inorganique* (supérieur à l'organisme physique) est mal choisi pour l'opposer à l'expression *organique* (physique) : il lui substitue l'épithète *hypérorganique*.

intellectuel, obéissent, ainsi que le dynamisme purement vital ou végétatif, à la même loi primordiale de la septennalité. Ici encore les théories organiques sont insuffisantes; il faut y joindre les lois dynamiques. Pourquoi l'enfant a-t-il plus de mémoire, l'adolescent plus d'imagination, l'adulte plus de jugement, le vieillard plus de circonspection? Cela dépend, dira-t-on, de ce que l'adolescent ou l'adulte ont développé davantage, par l'exercice, le matériel de leurs organes cérébraux : ces explications sont trop superficielles. Développez beaucoup le cerveau d'un enfant par un exercice intellectuel prématuré, avant que le dynamisme intellectuel ait pris à l'époque marquée par la nature son développement normal, vous étoufferez ou vous dévierez cette intelligence; vous aurez un arbre précoce qui portera des fruits prématurés, mais imparfaits, et n'en donnera jamais de bons au moment de la maturité. Ce qu'il importe de remarquer ici, c'est que le dynamisme vital et le dynamisme sensitif souffriront comme le dynamisme intellectuel, et que la vie, la crâse, la texture, l'instrumentation seront altérées, au point de vue sensitif et intellectuel, comme dans leur partie végétative ; vous aurez *sensibilitas et mens morbosæ in corpore morboso.* Pourquoi cela ? Parce que l'âme humaine est un tout végétatif, sensitif, intellectuel, moral ; que ce tout forme, avec la crâse, la texture, l'instrumentation, un second tout harmonique dont l'évolution est soumise à des lois primordiales synergiquement coordonnées. Certainement, le matériel joue un rôle important, mais le dynamisme est fait pour le dominer.

On voit aisément l'analogie qui existe entre cette doctrine et celle que M. Lordat a développée avec tant de supériorité dans son beau Traité de l'insénescence ou agérasie du sens intime [1]. Le dynamisme vital et l'agrégat matériel s'affaiblissent et s'usent avec l'âge, tandis que le dynamisme intellectuel ne vieillit pas : ce qui manque au vieillard, c'est la force et l'activité vitales, c'est l'organe physique ; artiste consommé, il est trahi par son instrument. Nous irons encore plus loin ; nous suivrons la tradition Mosaïque adoptée par Platon et par son école, la pensée de la haute scholastique,

---

[1] Les germes de cette pensée Hippocratique avaient été déjà largement commentés par Aristote et son école, et surtout par plusieurs médecins du moyen-âge et de la renaissance. (Voir Arist., *De animâ*, avec les commentaires d'Albert le Grand, de S. Thomas, des Coïmbrois, etc.)

celle des Stahliens théologiens, et nous dirons avec eux : « La partie immortelle de l'âme humaine, c'est-à-dire ses facultés intellectuelles et morales, tendent toujours à grandir pendant cette vie passagère, comme elles continuent à le faire dans un monde meilleur ; l'âme humaine est riche de nombreux trésors obscurs et cachés qui travaillent, suivant l'expression Thomiste, à passer sans cesse de la puissance à l'acte, des ténèbres à la lumière, de sorte que notre vie future (*in patriâ,* dans les cieux), où l'intelligence marchera de clartés en clartés, suit absolument, sous ce rapport, la même loi que notre vie terrestre, lorsque nous sommes assez sages pour ne point en dévier. Aussi l'homme qui, pendant le cours de son existence, ménage son organisme physique, son dynamisme vital et sensitif, et développe, par un exercice convenable, les facultés de son esprit et de son cœur, étonne encore, dans sa verte vieillesse, par la maturité, la vigueur, la fermeté des hautes qua · lités qui le distinguent. » La vraie physiologie médicale et psychologique des tempéraments et des âges est un vaste domaine où nous pourrions recueillir un grand nombre de vérités aussi neuves qu'importantes.

Art. 4. *Des sécrétions et des excrétions en général.* — Stahl blâme la théorie toute mécanique très-compliquée des iatromécaniciens ; il la réfute d'après les véritables lois de la physique et de la physiologie, et lui substitue une partie mécanique plus simple et plus rationnelle. Sa doctrine est fondée en grande partie sur ce principe : « Dans toute sécrétion, la portion la plus ténue, la plus liquide, d'une humeur, s'échappe à travers les pores des conduits qui la renferment, et la portion la plus consistante continue sa route dans ses conduits. »

Prenons pour exemple la sécrétion de la sérosité. Le sérum est la portion la plus liquide du sang ; à mesure que la masse sanguine chemine dans les capillaires artériels, elle se débarrasse d'une certaine quantité de sérum qui transsude à travers les pores de ces vaisseaux, et pousse sa marche vers les capillaires veineux, où elle arrive d'autant plus consistante, qu'elle s'est dépouillée davantage de sa sérosité : voilà pourquoi tous les tissus sont imprégnés de ce fluide aqueux, qui est plus abondant et plus ténu dans les organes les plus lâches et les plus poreux ; voilà aussi pourquoi le sang veineux tend à s'épaissir par les sécrétions. Sans l'absorption veineuse, cet épaississement serait considérable.

Voici maintenant le mécanisme de cette transsudation.

Le sang pénètre par ondées dans les capillaires artériels, sous l'impulsion intermittente de la systole cardiaque et artérielle; à mesure qu'une ondée s'écoule, l'ondée suivante qui la remplace la heurte et la pousse : de là résulte un choc qui presse une ondée sur la suivante et sur les parois vasculaires, et oblige la sérosité moins consistante à sortir par les pores de ces canaux. Cet élément mécanique des sécrétions est désigné, dans quelques doctrines allemandes, sous le nom de *tension vasculaire*[1].

Les sécrétions sont donc, dans ce mode physique, une filtration des parties ténues de la masse sanguine, opérée par un choc à travers les pores des capillaires : la consistance de la matière sécrétée dépend de la force du choc et de la grandeur des pores.

A l'appui de sa théorie, Stahl fait intervenir les remarques suivantes. 1° Tous les liquides sécrétés sont, au moment de la sécrétion, plus ténus que le sang; on peut voir, en effet, qu'aucun d'eux ne contient des globules sanguins. 2° Les liquides sécrétés les plus abondants sont les plus ténus (liquides séreux, aqueux). 3° Leur abondance et leur ténuité augmentent à mesure que l'on introduit dans l'économie une plus grande quantité d'eau, que l'on fait plus d'exercice, que la circulation est plus active (on urine et l'on transpire beaucoup quand on fait de longues courses après avoir bu largement des boissons aqueuses; alors aussi les urines et la sueur sont peu consistantes). 4° Partout où les pores se resserrent par un spasme, une irritation compressive, la sécrétion diminue. 5° Les liquides les plus ténus (urine, transpiration cutanée, etc.) sont sécrétés par des tissus denses et fibreux (les reins, le derme, etc., etc.).

On objectera sans doute que certaines sécrétions (la bile, le sperme, le lait, etc.) sont fort épaisses; mais ceci vient confirmer la théorie. Ces liquides, en effet, ne deviennent denses qu'en parcourant les canaux qui les renferment : ainsi, le lait, le sperme etc., sont peu consistants au moment de leur sécrétion, c'est-à-dire avant

---

[1] *Voir* Phys. de Müller.

leur pénétration dans les conduits galactophores, spermatiques, etc.; ils acquièrent plus de densité à mesure qu'ils y cheminent, qu'ils y circulent, parce qu'ils se dépouillent ainsi de leurs portions ténues, toujours au moyen de la transsudation. Aussi leur excrétion est rapide, cette transsudation est moindre, et la sécrétion plus fluide dans les flux diabétiques, séminaux, diarrhéiques, etc. Plusieurs sécrétions (biliaire, lactée, spermatique, etc.) ne présentent une consistance prononcée que dans les réservoirs où elles séjournent et où la transsudation se continue.

Telle est la partie mécanique de la sécrétion et de l'excrétion; mais il y a aussi la partie dynamique et vitale. C'est l'agent vital qui dirige l'élargissement ou le resserrement des pores et des conduits, le degré d'impulsion des liquides, afin d'accommoder partout le mécanisme sécréteur aux besoins de l'organisme. Pour se mettre en harmonie avec les exigences variées de l'âge, du sexe, du tempérament, etc., le principe vital augmente les sécrétions séreuses, biliaires, salivaires, etc., il en modifie aussi les qualités. Ainsi, chez les lymphatiques (tempérament séreux), la spoliation séreuse est plus considérable; chez les bilieux, la sécrétion des matières graisso-sulfureuses est plus abondante; aux périodes menstruelles, et chez les pléthoriques sanguins, c'est du sang qui est excrété, malgré la consistance de ce fluide (ceci est une excrétion et non une simple sécrétion ordinaire). De même, pendant les périodes successives de la digestion, on voit augmenter tour-à-tour les sécrétions salivaires, pancréatiques, biliaires, etc. Tout cela ne se fait point aveuglément, mécaniquement, mais avec sagesse, avec régularité, avec une *intention*, une *tendance prévoyante*, dirigée vers un but d'ensemble : nous ne sommes plus dans le domaine d'une nécessité fatale et rigide, mais dans celui d'une contingence élastique; nous sortons du monde inorganique et du mécanisme, pour entrer dans un organisme vivant, réglé par un agent spécial, l'agent vital, dont la présence active et pleine de sollicitude marque tout de son cachet supérieur : il meut tout par des mouvements spéciaux, vitaux, parmi lesquels la tonicité se place en première ligne.

La théorie que nous donne ici Stahl est-elle irréprochable et complète? Non certainement; mais elle est, d'une manière générale, bien supérieure à celle de ses contemporains, qu'il a soumise à un remarquable examen critique ; elle contient de précieux éléments qu'on n'a pas encore suffisamment mis à profit. Ce que l'on doit surtout regretter, c'est qu'il n'ait pas accordé à la partie chimique, dynamique, psychologique, toute l'attention qu'il pouvait lui donner : mais l'auteur n'a pas dit son dernier mot sur les sécrétions et les excrétions dans sa *Physiologie ;* il a examiné sous d'autres aspects les questions qui s'y rattachent, dans divers écrits dont les principales idées seront mises successivement sous les yeux de nos lecteurs. Cette remarque s'applique à la physiologie tout entière ; mais n'anticipons point, puisque nous suivons pas à pas le médecin allemand, et que nous ne voulons le devancer qu'avec une sage mesure, même dans les progrès que nous voulons accomplir avec lui. Plaçons néanmoins ici quelques remarques sur les sécrétions et les excrétions en général.

En forçant plus ou moins les analogies, quelques auteurs ont ramené tous les actes végétatifs et même ensuite toutes les fonctions, sans en excepter celles qui sont du domaine intellectuel, à de simples sécrétions ; l'économie entière a été ainsi transformée successivement en une série d'organes glanduleux. C'est ce qu'avaient fait quelques prédécesseurs ou des contemporains de Stahl, sortis de l'école de Van-Helmont. Pour eux, la nutrition était une sécrétion de sucs nutritifs ; les organes nerveux, centraux ou périphériques, sécrétaient les esprits naturels, vitaux, sensitifs, intellectuels, et l'on arrivait ainsi à un matérialisme pneumatique complet, qui s'est reproduit plus tard sous une autre forme et en changeant seulement les mots, quand on a dit que le système nerveux sécrétait la sensibilité, la motilité, etc., et qu'enfin le cerveau sécrétait la pensée. Cabanis n'a donc pas eu le *mérite entier* de cette singulière invention. Ses imitateurs mêmes lui ont reproché la fameuse phrase que nous indiquons, parce que, exprimant nettement leur pensée commune, elle met à nu tous les vices et tous les dangers de cette doctrine.

Quand on examine sérieusement les sécrétions, on y découvre les éléments suivants : 1° une absorption ; 2° une élaboration ; 3° un mouvement de progression, etc. Dans les excrétions, il y a aussi : 1° des exhalations, c'est-à-dire des absorptions en sens inverse (de dedans en dehors) ; 2° des élaborations ; 3° des mouvements progressifs, etc.

Tous ces actes élémentaires dans lesquels on trouve des opérations physiques, chimiques, etc., soit ordinaires et connues, soit transcendantes et mystérieuses encore pour notre science appelée à tant de découvertes ultérieures, sont dirigées, suivant les besoins et le but par le λογὸς de la force vitale, c'est-à-dire par sa sagesse ou science intuitive sans conscience, sans souvenir, innée, pour parler le langage Mosaïque d'Hippocrate, de Platon, de Stahl, de toutes les Écoles monothéistes sorties de l'Égypte et de la Judée : ce sont les lois positives de ce λογὸς que le vitalisme cherche à déterminer d'après les règles d'une méthodologie et d'une logique expérimentale et rationnelle légitimes. Les vitalistes croient que l'abeille, dans la confection de son miel et de ses cellules, que le pavot, en fabriquant l'opium, que le foie, en sécrétant de la bile, du sucre, etc., déploient beaucoup de science, de sagesse, etc., en mettant en œuvre les trésors du λογὸς qui est dans l'organisme vivant ; mais ce λογὸς est raisonnable et non raisonnant ; il n'agit pas moins d'après des lois qui se trouvent dans tout acte sage mis en rapport avec sa fin. Dans nos actes les plus sublimes, nous rencontrons un élément qui se rattache au λογὸς : l'inspiration des grands poètes, celle qui produit des traits sublimes de dévouement et de vertu, n'appartiennent pas simplement au domaine du raisonnement froid et calculé.

Dans les absorptions, les élaborations, les mouvements progressifs sécrétoires, la faculté vitale fait usage de toutes sortes de forces mécaniques (transsudation, imbibition, endosmose et exosmose, etc.), physiques (électricité, etc.), chimiques (réactions diverses, etc.) ; mais elle les varie, les combine, les dirige, etc., suivant des sensations, des idées intuitives, instinctives, obscures, ou même sans conscience ; d'après des intentions, de simples tendances vers un but marqué d'avance par le suprême ordonnateur, etc. Telle est la pensée-mère, législatrice, qui domine le Vitalisme, l'Hippocratisme, le Stahlianisme, et qui se retrouve dans toutes les nuances des grandes Écoles allemandes modernes, où l'on reconnaît le cachet plus ou moins modifié, plus ou moins combiné des disciples de Stahl et de Leibnitz [1].

---

[1] *Voy.* l'article *Sécrétion (Absonderung)* du Dict. de physiol. de Wagner (en allemand) et la Physiologie allemande de Valentin.

L'élaboration plastique et sécrétoire ne produit que des fluides plus ou moins organisés, et ne dépasse point la formation de la cellule : cette dernière, variable dans sa composition, ne se trouve même que dans certains liquides, ainsi qu'on peut le voir dans le chyle, la lymphe, le sang, le lait, le sperme ; en général le liquide sécrété est d'autant plus élaboré, que les conduits qu'il parcourt sont plus longs ou plus étroits, que le contact avec les solides vivants est plus prolongé. L'élaboration plastique nutritive produit des liquides destinés à se solidifier en s'organisant davantage, elle donne naissance non-seulement à des cellules, mais aussi à des fibres qui s'unissent, s'associent et finissent par constituer des organes, des appareils, etc.

Le chyle est sécrété au moyen des aliments qui lui servent de matériaux ; toutes les autres sécrétions (sécrétoires et nutritives) se font avec le plasma du sang (car les globules ne servent point à cet usage). On ne s'est pas assez occupé des sécrétions gazeuses ; il reste aussi beaucoup à faire sur le développement des impondérables (calorique, électricité, lumière à laquelle se rattache la phosphorescence), sur la sécrétion des venins, la production des virus, etc. La division des sécrétions en excrémentitielles, récrémentitielles, excrémento-récrémentitielles ou mixtes, a besoin d'être retouchée. Les sécrétions excrémentitielles ne sont pas seulement dépuratives, elles ont aussi d'autres usages ; plusieurs contiennent des ferments, des agents catalytiques : tel est le suc gastrique. Certains organes renferment des appareils sécréteurs de divers genres. Les sécrétions s'opèrent par divers modes : tantôt le liquide sécrété s'échappe directement à travers la membrane sécrétante, tantôt il se porte à l'extérieur après la rupture des cellules, parfois il parcourt des canaux excréteurs ; dans d'autres cas, il s'accumule dans des réservoirs munis à leur tour de conduits d'excrétion. Quand il y a des canaux excréteurs, on trouve des muqueuses qui les tapissent, tandis que celles-ci manquent dans les membranes et les cellules purement séreuses, etc.

ART. 5. *De la lymphe.* — La lymphe est la partie fondamentale du sang ; c'est elle qui, jointe au chyle, le rajeunit et le répare : sa sécrétion est confiée aux glandes et aux vaisseaux lymphatiques. Ce que nous devons surtout remarquer, c'est : 1° la ténuité des parois ; 2° l'augmentation du calibre des vaisseaux , en remontant des surfaces aux parties profondes ; 5° les valvules , comme dans les veines ; 4° la longueur des vaisseaux repliés cent fois sur eux-mêmes ; 5° leur accollement avec les artères qui les fait participer à l'impulsion circulatoire , etc. Le but de ces dispositions organiques (instrumentales) est facile à déterminer : la lymphe récrémentitielle est mêlée à beaucoup de sérosité excrémentitielle qui en altère la pureté ; elle s'en débarrasse pendant sa longue circulation , par l'expulsion transsudatrice de cette sérosité ténue à travers les minces parois des lymphatiques. Les secousses artérielles , viscérales , les mouvements toniques , etc. , favorisent cette transsudation , et la lymphe pénètre ainsi dans les veines , plus épaisse , plus épurée , plus récrémentitielle.

Art. 6. *Des sécrétions séreuses*. — Les liquides séreux purs sont excrémentitiels ; leur sécrétion , très-abondante , s'effectue dans des points et par des organes très-variés , dont chacun fournit une sérosité différente par sa consistance et sa composition. Il y a dans le sérum quatre éléments principaux , variant par leurs qualités et leur proportion dans les diverses sérosités ; ce sont : une aquosité ténue , des parties aqueuses salines plus consistantes , des viscosités plus épaisses , des portions bilieuses c'est-à-dire sulfuro-graisseuses. Les principales sérosités sont : l'urine , les exhalations cutanées , pulmonaires , gastro-intestinales , etc. Leur ténuité est en rapport avec celle des parties sécrétantes : ainsi , l'exhalation pulmonaire est plus ténue que celle de la peau. Il faut aussi tenir compte de la disposition des vaisseaux , du trajet parcouru dans les conduits excréteurs , du séjour dans des réservoirs , etc. : ces dernières circonstances contribuent à l'épaississement du liquide sécrété , qui est moins consistant quand la sécrétion et l'excrétion sont rapides. Les excrétions séreuses sont bien souvent , sous forme de vapeurs , plus ou moins chargées de principes volatils odorants [1].

[1] De ce qui précède , il est facile de conclure que la sérosité des séreuses n'est point de la sérosité pure , mais un liquide séro-lymphatique récrémento excrémentitiel ; on peut en dire autant de la sérosité du tissu cellulaire. Dans l'albuminurie , il y a un mélange de sérosité urinaire et de lymphe albumineuse nourricière dont la perte épuise l'organisme ; il en est de même dans les hydropisies albumineuses. Grimaud a parlé de l'albuminurie avant Bright. Les séreuses sont de véritables glandes à une seule tunique , sans

Art. 7. *Du mucus.* — Le mucus est un fluide excrémentitiel sécrété par la peau et les muqueuses qui exhalent aussi de la sérosité. Cet excrément sert à lubrifier les parties sur lesquelles il se répand, à y rendre les glissements plus faciles, à les prémunir contre les effets d'un contact trop intime des substances dures, irritantes : ainsi, chez les enfants, il garantit les intestins de l'action trop excitante de la bile, qui y séjourne jusqu'au moment de l'expulsion du méconium, excrément formé par l'union de la bile et du mucus. La surabondance du mucus, ses altérations physiques, chimiques, vitales, etc., par le durcissement, les fermentations, etc., amènent de fâcheux accidents.

Art. 8. *Sécrétion de la bile* [1]. — Ce liquide n'est point, comme on l'a soutenu, l'extrait immédiat de la portion la plus subtile, la plus utile, la plus pure, des aliments ; il n'est pas non plus, dans sa totalité, une substance essentiellement balsamique : c'est une sécrétion excrémento-récrémentitielle dont une partie seulement doit rentrer dans l'organisme, tandis que l'autre, chargée de matériaux usés et nuisibles, est irrévocablement expulsée. Voici ce qu'on peut dire ou ce qu'on a dit sur ses usages : 1° Willis a soutenu que la bile précipite et sépare le chyle contenu dans la masse alimentaire ; dans tous les cas, elle partagerait cette fonction avec le suc pancréa-

canal excréteur : les follicules et les glandes en tube sont des glandes séreuses à double tunique fibro-séreuse ; les reins sont des glandes séreuses plus compliquées ; la peau et les muqueuses, considérées dans leurs fonctions d'exhalation, se rattachent aussi aux organes sécréteurs séreux ; la peau renferme, en outre, des glandes séreuses (sudorifiques). Certains liquides séreux (le suc gastrique, par exemple) ont des usages spéciaux.

[1] Des travaux récents d'une haute importance, parmi lesquels nous placerons en première ligne ceux de M. Claude Bernard, ont imprimé à la physiologie de remarquables progrès relativement aux actes de la vie végétative : on peut en faire d'utiles applications. Le foie sécrète la bile, du sucre, etc. La première fonction, confiée aux glandes et aux conduits biliaires, débarrasse l'organisme et le sang de l'excédant du principe nommé *graisso-sulfureux* par Stahl ; la seconde fonction est peut-être réservée au tissu hépatique intersticiel ; les veines sus-hépatiques servent de canal excréteur à ce produit. Le sang artériel n'est pas le seul qui apporte au foie les matières de sa sécrétion, le sang de la veine-porte remplit le même office. Nous pourrions citer divers faits zoologiques analogues relatifs à plusieurs autres sécrétions, dont les matériaux sont fournis par le sang veineux : c'est à celui-ci que se rattachent surtout les sécrétions graisseuses, comme nous le prouverons ailleurs.

tique auquel elle se mêle. 2° L'on a prétendu que la bile est un *baume* qui, résorbé avec le chyle, se mêle à la masse humorale et la préserve d'un épaississement muqueux ou d'une fermentation évaporatrice qui les priverait de leurs éléments nutritifs les plus puissants et les plus utiles *(rapidam corruptelam)*, et deviendrait ainsi la cause d'une diathèse séreuse et hydropique ; mais cette doctrine soulève bien des difficultés. Quelle est cette portion balsamique dans la bile, car ce liquide n'a point ce caractère dans tous ses éléments ? Quelle est sa composition ? Par quel mécanisme s'opère cette action préservatrice ? etc. 3° Ce que l'on peut affirmer positivement, c'est : *a.* que la bile donne de la couleur aux excréments ; *b.* que les acides portés par la bouche dans le tube digestif activent la sécrétion biliaire, la rendent plus âcre, plus excitante, et donnent aux excréments une teinte verte plus prononcée ; *c.* que la bile excite les sécrétions et les mouvements des intestins et facilite l'excrétion des matières stercorales.

Art. 9. *Des matières fécales.* — Celles-ci se dépouillent de plus en plus dans leur trajet des éléments nutritifs et des sérosités qu'elles contiennent ; elles subissent aussi d'autres modifications qui en changent l'odeur, et auxquelles la bile, avec ses éléments sulfureux, nous semble prendre une part évidente, sans qu'on ait besoin de supposer un ferment stercoral particulier. Chaque espèce animale a des matières fécales caractéristiques dont le cachet ne dépend pas simplement de la nature des aliments. Les diarrhées sont dues assez souvent à une augmentation du mouvement intestinal qui paraît se lier, dans plus d'un cas, à une augmentation de la sensibilité : cette *hyperesthésie* n'est pas toujours *avec conscience*, car toutes ces diarrhées ne s'accompagnent pas de douleur.

Art. 10. *Du sperme.* — La sécrétion de la liqueur séminale s'accompagne chez l'homme, à la puberté, d'un changement notable dans la voix et les organes thoraciques : c'est alors aussi que le système pileux apparaît à la face et dans d'autres régions de la peau ; la femme subit aussi des modifications analogues ; seulement, l'élément pileux se porte spécialement à la chevelure. C'est alors aussi que la texture du corps devient de plus en plus dense chez l'homme ; que les muscles se montrent plus forts, plus charnus, imprégnés de sucs plus visqueux ; tandis que les chairs de la femme restent plus lâches , plus humides. Il y a aussi une odeur spéciale plus marquée chez les mâles , dans les animaux , comme on le voit dans le bouc , le taureau. Les mâles châtrés tiennent le milieu entre les deux sexes : aussi la chair du taureau , du bélier , du coq , etc., répugne par sa densité , son odeur , sa saveur âcre , tandis qu'on estime peu celle de la vache , de la brebis , etc., fade et se desséchant par la cuisson. La chair du bœuf et du mouton est bien supérieure. Les castrats conservent un timbre vocal féminin , de la rondeur dans les formes ; la barbe leur manque ; leurs cheveux sont longs et soyeux ; ils sont peu exposés à la calvitie.

Ces remarques de Stahl pourraient donner lieu à des applications physiologiques et médicales d'un grand intérêt , en montrant les changements généraux et spéciaux introduits par une seule sécrétion.

Notons ici les pensées et les songes érotiques provoqués par l'accumulation du sperme dans ses réservoirs, ainsi que l'influence des idées et des lectures lascives sur la sécrétion et l'excrétion séminales : cela prouve l'influence réciproque de la vie végétative , de la vie sensitive, de l'imagination , des passions , des actes intellectuels et moraux [1].

On n'a émis que des hypothèses insoutenables sur l'essence du sperme. Stahl réfute l'opinion des anciens d'après laquelle on affirmait que le sperme , provenant de tous les organes , en contenait tous les rudiments ; il attaque de même le système de l'évolution défendu par Leuvenœck , Malpighi , etc. Pour le premier , les spermatozoïdes étaient de petits hommes qui n'avaient qu'à grandir ; pour le second , l'homme en miniature était renfermé dans les ovules , de sorte que l'ovaire de la première femme contenait tout le genre humain à l'état microscopique : Stahl se déclare donc pour la théorie de l'épigénèse. Ce qui lui paraît probable , c'est que l'activité plastique formatrice , en tant qu'inhérente à l'agrégat matériel , est communiquée par le sperme.

[1] Dans la sécrétion spermatique , il faut distinguer deux périodes et deux actes divers : 1° la sécrétion proprement dite , c'est-à-dire la séparation des éléments spermato-poiétiques qui proviennent du sang et passent dans les conduits séminaux ; 2° l'évolution, l'élaboration du sperme qui acquiert ses propriétés et ses principes spéciaux, ses globules, ses spermatozoïdes, sa spermatine, etc. La même remarque s'applique , avec des modifications convenables, aux autres sécrétions.

Art. 11. *Sécrétion du lait.* — La sécrétion lactée n'est vraiment une sécrétion que chez les sujets du sexe féminin, et n'existe qu'aux époques où ils doivent accomplir l'allaitement : le but à remplir est évident et se coordonne avec lui. Le lait, comme le sperme, peut se résorber et devenir un véritable aliment pour celui qui le sécrète, parce que le lait est un liquide récrémentitiel analogue au chyle : c'est un aliment tout préparé, fort disposé, comme la lymphe, à se transformer rapidement en sang. Le lait qui provient d'une nourriture végétale est, comme le chyle puisé à la même source, plus *acescent,* plus *fermentescible,* plus abondant et moins animalisé que celui qui est donné par des aliments végétaux. Le lait, comme le chyle, la lymphe, le sang, contient des éléments gras, des éléments fibrineux plastiques, des acides, des sels. Quand les femmes sentent le *trait,* l'ascension du lait, elles éprouvent dans le trajet des artères mammaires et de leurs divisions les plus déliées une douleur tensive ; la mamelle se durcit et s'érige : c'est le résultat du mouvement tonique qui augmente l'action des vaisseaux afférents et des conduits galactophores élaborateurs. De douces frictions suffisent pour diminuer le ton des conduits excréteurs, et le lait coule en abondance ; or, tout cela se fait par des excitations mécaniques, physiques, vitales, psychiques, qui manient, travaillent, modifient ces mouvements toniques, l'un des grands instruments des actes vitaux. La sécrétion du lait n'a pas pour objet principal de transporter sur un autre organe l'activité vitale et les matériaux excédants qui existent encore dans l'utérus après la parturition ; les anciens ont commis une erreur sur ce point, car les lochies, etc., peuvent accomplir en grande partie cette œuvre importante : la sécrétion lactée est une œuvre de prévoyance et de providence divine instituée pour le nourrisson plus encore que pour la mère qui l'a porté.

Art. 12. *Sécrétion salivaire.* — Les modernes seuls ont commencé à comprendre l'importance des sécrétions salivaires ; mais ce sujet n'est encore qu'ébauché. Nous disons les sécrétions salivaires, car on doit ranger dans cette classe non-seulement celles qui proviennent des parotides et des glandes sus et sous-maxillaires, mais encore celles que fournissent les glandes buccales, pharyngiennes, etc., et le pancréas : chacune d'elles présente une certaine diversité dans ses qualités, et doit offrir des différences correspondantes dans ses usages. Les sucs salivaires excitent dans les aliments la fermentation à laquelle ils sont disposés, et la rendent plus active : ce travail, préparé par la digestion buccale, pharyngienne, etc., se poursuit encore dans l'estomac, où les éléments nutritifs sont déjà dissous en partie et absorbés par les chylifères. Les portions qui ne sont pas suffisamment élaborées rencontrent dans le duodénum un nouveau liquide salivaire ; le suc pancréatique, plus récent, plus pur, plus actif, qui s'unit à la bile, complète la dissolution des aliments, ainsi que la séparation du chyle. Cette élaboration se continue encore plus ou moins loin dans l'intestin [1].

La sécrétion et l'excrétion de la salive ne sauraient être expliquées par des actes ou des lois purement mécaniques : les agents physiques, comme les impressions psychiques, excitent les opérations vitales qui les produisent : c'est ainsi que des mets succulents, des assaisonnements de haut goût, les nausées, certains médicaments provoquent et augmentent la sécrétion de la salive, accélèrent son émission, qui a lieu par jets plus ou moins prononcés, etc.

ART. 13. *Sécrétion de la graisse.* — L'étude des substances adipeuses et de leur sécrétion est curieuse, importante et encore assez peu avancée. Quels sont les lieux, les agents, le mécanisme de leur sécrétion et de leur distribution ?

1° *Organes et lieux de la sécrétion graisseuse.* — Ce n'est point

---

[1] L'action digestive de la salive et des autres sécrétions buccales peut-elle suffire dans certains cas et dans certaines limites, en se substituant à toutes les autres ? Ceux qui soutiennent cette doctrine s'appuient sur des faits analogues au suivant :

Chez un malade atteint d'un rétrécissement considérable du cardiaque avec un resserrement excessif de tout l'estomac, on pouvait s'assurer que le pharynx et l'œsophage, largement dilatés, étaient devenus un vaste réceptacle où s'accomplissait une digestion ressemblant beaucoup à celle de l'estomac : les matières rendues de temps en temps par le vomissement, ou retirées de cette poche après sept ou huit heures d'élaboration, offraient les principaux caractères des aliments soumis à la digestion stomacale.

Des faits de ce genre bien étudiés, accompagnés d'examens physiques, chimiques, etc., etc., et d'expériences physiologiques soigneusement instituées, pourraient fournir de précieux documents. On croit généralement aujourd'hui que la salive et le suc gastrique sont destinés, la première, à la digestion des féculents, le second, à celle des principes azotés ; tandis que le fluide pancréatique émulsionne les substances grasses, transforme les féculents, etc.

aux petits sacs épiploïques seuls que cette sécrétion est confiée, car il est des animaux qui n'ont pas de véritable épiploon, bien que l'on observe chez eux un engraissement considérable et rapide : tels sont les oiseaux. Ainsi, l'alouette, après s'être largement rassasiée dans la journée, engraisse prodigieusement dans une seule nuit, à mesure qu'elle digère pendant le sommeil; l'ortolan, bien nourri, se surcharge tellement de graisse, qu'il périt bientôt par cette pléthore graisseuse. Le porc est également susceptible d'un engraissement prodigieux.

2º *Usages de la graisse.* — Les sécrétions adipeuses ont une utilité réelle; elles s'interposent partout, donnent aux organes plus de mollesse, de souplesse, de flexibilité, de *tendreté;* le sang y puise son élément sulfureux (combustible); enfin, c'est un aliment que la nature met en réserve comme une provision dont elle fait usage dans les moments où la nourriture et l'assimilation deviennent insuffisantes. L'on devrait porter une attention particulière sur la substance adipeuse des os contenue dans les aréoles de la membrane médullaire qui tapisse leur canal central et les vacuoles de leur tissu spongieux [et même du tissu compact (canalicules de Clopton Havers et Howship)] : elle a des rapports intimes avec le sang qui arrose abondamment cette membrane, surtout chez les jeunes sujets [1].

[1] Tout ce qui se rattache à la sécrétion graisseuse normale ou pathologique présente un grand intérêt : il serait utile de réunir les travaux nombreux publiés à ce sujet, de les compléter, et d'établir les lois assez simples qui régissent cette fonction. Pour cela, il faut mettre à profit : 1º les résultats obtenus par ceux qui pratiquent plus ou moins empiriquement et sur une grande échelle l'engraissement de certains animaux (oies, canards, porcs, etc.); 2º ceux que donne la méthode anglaise de l'entraînement pour produire chez l'homme un amaigrissement rapide; 3º les cas d'engraissement et d'amaigrissement survenant sans que nous les recherchions ou malgré nos efforts pour les empêcher; 4º les hypertrophies graisseuses de certains organes tenant à une diminution et à un vice de leur nutrition (ramollissement gras des muscles, des os, des viscères, etc.). On verrait alors la lutte de l'organisme contre un état anormal qui lui est imposé, lutte où il déploie les forces régulières de son dynamisme vital qui triomphe parfois de tous les obstacles. Ainsi, j'ai vu à Strasbourg, dans mes études spéciales sur l'engraissement des oies, plusieurs sujets absolument réfractaires; d'autres, déjà très-gras, très-malades, dont le foie était énorme et le sang réduit à n'être que de la graisse unie à quelques globules et à un peu de fibrine, étaient pris de dévoiements graisseux abondants et incoërcibles,

3° *Mécanisme de la sécrétion.* — La transsudation directe, l'imbibition en est un grand élément. On sait, en effet, que les substances grasses fluidifiées, divisées, émulsionnées dans un véhicule aqueux, transsudent aisément à travers les pores des membranes qu'elles imbibent. Du reste, aucune théorie mécanique, physique, chimique, etc., ne peut expliquer complètement tout ce qui concerne la sécrétion, l'organisation, la conservation, la distribution régulière, les quantités, les dispositions, les qualités variées des productions adipeuses dans telles régions déterminées, dans tels âges, tels sexes, tels tempéraments, telles espèces vivantes, telles circonstances. Il faut nécessairement remonter jusqu'à l'agent vital directeur et à ses lois, jusqu'au but final qui doit être obtenu.

4° Les sujets d'un tempérament sec, dont les vaisseaux sont plus amples et le sang moins séreux, sécrètent moins de graisse ; mais, en revanche, leur peau est plus huileuse, plus luisante, plus brune : cela peut répandre quelque lumière sur les questions relatives à la couleur de la peau. Celle-ci tient moins au climat qu'aux races ; car les nègres qui ne se croisent pas continuent à avoir une postérité noire dans les pays froids, de même que la race blanche conserve sa couleur dans les pays chauds. Les Éthiopiens sont, en naissant, d'une couleur rouge foncée, qui devient de plus en plus sombre, et enfin tout-à-fait noire, sous l'influence de l'air, du soleil, etc., à mesure que la sécrétion pigmentaire se montre plus abondante. C'est à la même cause qu'il faut rapporter la couleur plus ou moins foncée des yeux et des cheveux : on ne doit point oublier l'action manifeste des agents extérieurs, tels que l'air, la lumière, la température, etc. [1].

VIII. Du sexe. — Nous avons fait remarquer avec Stahl les rap-

---

jusqu'au moment où ces crises salutaires les ramenaient à l'état normal : ils n'étoient plus alors, de long-temps du moins, susceptibles d'engraissement. Ces faits, que j'ai étudiés dans tous leurs détails, sont bien connus des *engraisseurs* (*voy.* à ce sujet les travaux de MM Persoz, Boussingault, etc.). L'étude des sécrétions graisseuses et de leurs usages se lie à un grand nombre de questions de haute physiologie ; Stahl, dans divers écrits, en a posé plusieurs des plus importantes. Nous publierons bientôt l'ensemble de nos recherches sur cet objet.

[1] *Voy.*, à propos des sécrétions et des excrétions, Bordeu : *Recherches anatomiques sur les glandes et leurs usages, et l'analyse médicinale du sang.*

ports qui unissent la crâse et la texture corporelle de la femme avec ses facultés vitales, sensitives, psychiques, et le but, la fin pour laquelle Dieu l'a créée : nous ajouterons que Stahl, ici, est trop resté dans le domaine physique ; la femme n'est pas seulement destinée à concevoir, à porter, à mettre au monde, à allaiter des enfants ; elle est appelée à remplir dans la famille et la société des fonctions plus délicates, plus importantes, plus élevées qui doivent être jointes aux précédentes et les dominer. C'est dans l'examen de ces fonctions que l'on doit chercher les données fondamentales qui peuvent permettre d'expliquer dans son entier sa constitution physique et morale : c'est ce que l'on a trop oublié. L'amour, qui joue un si grand rôle dans la vie de la femme, n'est pas simplement l'amour sexuel ou maternel ; il n'est point physique par-dessus tout, comme on l'a souvent répété : la femme aime avec son âme plus qu'avec son corps et ses sens, et son amour, large et compréhensif, s'élève sans effort, malgré les déviations que diverses civilisations lui ont imprimées jusque dans les régions les plus pures, pour se reposer dans le sentiment de la charité, transfiguration divine et chrétienne de ce lien puissant, mais insuffisant encore, que l'on nomme *humanité*. La femme présente un développement considérable des deux grands éléments de la vitalité : le sang et le système nerveux sensitif et affectif. Stahl a insisté sur le premier fait, sans le poursuivre dans ses nombreux et féconds développements ; il s'est moins arrêté au second. Il ne savait pas, et l'on ne sait pas encore assez aujourd'hui, que le système nerveux sensitif et affectif dans ses parties centrales (cervelet, cordons postérieurs de la moelle), et dans ses parties périphériques (nerfs sensitifs), est plus volumineux que chez l'homme, dans lequel domine le système nerveux moteur. A ces différences quantitatives s'en joignent d'autres qualitatives correspondantes, et les facultés vitales, sensitives, intellectuelles, morales, sont en harmonie avec ces dispositions instrumentales, etc. De cet exposé succinct, sous forme d'ébauche, découle une foule de considérations qui ont échappé à Stahl et à ses successeurs, de sorte que la physiologie de la femme a besoin d'être remaniée en entier [1]. Stahl a laissé, pour son époque, d'excellentes études sur

---

[1] Ce travail formera un long article dans notre Dictionnaire de physiologie.

la menstruation, sur son mécanisme et son utilité ; sur le concours synergique de tout l'organisme, et surtout des forces toniques qui poussent le sang vers l'utérus ; sur l'activité que déploie la force vitale pour accomplir ce qu'il nomme ses intentions finales ; sur l'accord de cette force avec les dynamismes sensitif, intellectuel et moral, etc.

IX. DE L'EXCRÉTION DU SANG PUR. — Cette excrétion est une fonction normale chez la femme par la menstruation ; elle peut, par d'autres voies, devenir une fonction anormale mais hygide dans les deux sexes ; elle sert alors, comme le flux menstruel, à prévenir les dangers de la pléthore. Celle-ci est commune, en voici les motifs : 1° jusqu'à 25 ans, au moins, l'homme prend de l'accroissement ; son alimentation doit être assez abondante pour être plus que réparatrice ; 2° après cet âge, l'alimentation dépasse les besoins par suite de l'habitude contractée, par une prévoyance de la nature, pour satisfaire le plaisir que l'on trouve à se livrer à une alimentation succulente, etc. L'adulte et souvent le vieillard mangent au-delà de leurs besoins ; ils ne consomment point par la nutrition, les sécrétions, les excrétions, l'exercice corporel, etc., l'excès de sang qu'ils produisent : de là résulte la pléthore, qui est une altération quantitative du sang, unie souvent à une modification qualitative. La pléthore détermine des troubles dans la circulation et une série de viciations qualitatives dans la masse sanguine : les hémorrhagies naturelles s'établissent alors, et deviennent, sous de certaines conditions, des fonctions anormales hygides. Chez les adultes et les vieillards, ces excrétions du fluide sanguin s'effectuent, en général, comme le flux menstruel, par les vaisseaux du bassin [1].

X. DES CHOSES NON NATURELLES. — ART. 1er. *Considérations générales.* — Les anciens ont compris la nécessité de bien savoir ce que sont les choses non naturelles, les choses naturelles, les actes naturels, les actes vitaux ; mais, tout en convenant qu'ils ont laissé là-dessus des aperçus ingénieux, nous devons constater aussi que tantôt ils n'ont pas assez distingué, tantôt ils ont trop séparé. Stahl essaie d'être plus précis et plus clair. Il fait néanmoins observer que

[1] *Voy.* la thèse de M. Gausserand.

ces objets se touchent et se mêlent si profondément, qu'on ne saurait les isoler dans la réalité. Les choses naturelles sont celles qui appartiennent d'une manière absolue à l'essence matérielle et dynamique des corps vivants. Avec elles, l'être vivant a la vie en puissance, ainsi que toutes les fonctions vitales; les choses non naturelles se rattachent bien plus au milieu dans lequel il vit: sans elles, les fonctions vitales et la vie ne peuvent passer en acte, ou du moins durer un certain temps. Ainsi, une graine fécondée est vivante par l'existence en elle de ses éléments vitaux naturels constitutifs; mais elle ne peut se conserver et germer sans le concours de l'air, de l'eau, etc., c'est-à-dire des agents extérieurs non naturels ou différents de sa nature propre. Dans cette doctrine, suivant Stahl, l'évolution des âges dépend des choses non naturelles comme des naturelles; la force vitale est un élément naturel, les fonctions vitales s'appuient sur les choses non naturelles autant et plus que sur la force vitale primitive que ces agents modifient si énergiquement. On admet généralement six choses non naturelles; passons-les rapidement en revue.

ART. 2. *De l'air.* — Arrivés à la vie indépendante, les animaux à respiration pulmonaire ne peuvent vivre long-temps sans être plongés dans de l'air libre et non combiné. Ce fluide agit par l'acte respiratoire et par son contact avec le corps.

1° A propos de l'acte respiratoire, notons la texture éminemment vasculaire des poumons, du foie, de la rate; mais occupons-nous ici exclusivement des poumons. La respiration pulmonaire est une fonction qui produit de la chaleur, en donnant au sang et aux solides un mouvement rapide, et en introduisant dans l'organisme du phlogistique emprunté à l'air. Dans l'inspiration, les capillaires artériels se dilatent énormément en même temps que les tuyaux bronchiques, et le sang s'y précipite en abondance sous l'action de cette succion érectile; dans l'expiration, la masse sanguine est poussée violemment de ces capillaires comprimés vers les veines. L'énergie motrice déployée dans ces actes est extrêmement grande, et produit partout une chaleur considérable qui s'ajoute à celle qu'on doit attribuer à l'absorption du phlogistique: celle-ci réclame de nouvelles études. 2° L'air ambiant agit mécaniquement sur le corps; modifie les forces sensitives, motrices, et, de plus, la crase des

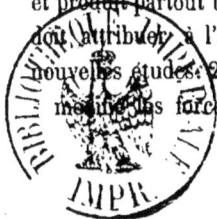

8

liquides et des solides; l'air froid, chaud, sec, etc., affecte la sensibilité; il met aussi en jeu les mouvements toniques. Ainsi, le froid resserre les parties et porte les fluides à l'intérieur en provoquant des contractions toniques, tandis que le chaud détermine des effets opposés. Ceci ne peut s'expliquer mécaniquement par les variations barométriques de l'air; cela tient à une action vitale. L'air humide, par exemple, relâche les tissus, et excite l'organisme vivant à provoquer des mouvements toniques constricteurs pour remédier à ce relâchement. Ceci donne la clef de beaucoup d'affections morbides préparées ou accomplies par l'air humide chaud ou froid, etc. [1] Dans cette excitation du mouvement tonique, venant de l'action propre du dynamisme vivant pour remédier aux mauvais effets d'une constitution atmosphérique nuisible, nous voyons un exemple des *valontés tacites* du principe vital directeur, poursuivant une *intention*, une tendance conservatrice.

ART. 3. *Des aliments et des boissons.* — Les animaux se nourrissent continuellement de leur sang, d'abord pour réparer leur corps et l'accroître, plus tard pour réparer simplement leurs pertes. Les aliments et les boissons servent à nourrir le sang, et, par son intermédiaire, le corps tout entier; ils doivent donc contenir les éléments du sang, c'est-à-dire 1° la substance adipo-fibrineuse qui en forme la base organique, 2° l'eau, les sels, etc., qui lui sont propres. Les animaux à sang froid qui vivent dans l'eau, les serpents surtout parmi les amphibies, supportent aisément la diète. Ce fait serait curieux à bien étudier; il se rattache à cette remarque des anciens : l'appétit et l'activité digestive sont en rapport avec la force calorifique propre [2]. La résistance au froid dépend aussi de l'état et des

[1] Ici l'on trouve un élément important pour éclairer l'étude des affections catarrhales et rhumatismales. (*Voy.* Stahl, *De rheumatismo.*)

[2] Il ne faut point oublier que les animaux à sang chaud, forcés d'entretenir leur température propre par des actes spéciaux énergiques, sont de vastes foyers de combustion et d'autres actes intimes calorifiques : il faut donc que les aliments leur fournissent de la matière combustible et tout ce qui est nécessaire pour la calorification. Au milieu des circonstances qui exigent un grand développement des fonctions calorifiques, un dynamisme vital puissant a besoin de puiser dans une alimentation abondante, substantielle, adaptée à son objet, les matériaux nécessaires pour réaliser le but qui doit être atteint. Hippocrate et les Hippocratistes nous ont fourni, à cet égard, d'importants documents pratiques, dont les rapports avec nos théories les plus récentes ne sont pas difficiles à saisir.

modes des forces sensitives, motrices, psychiques, ainsi que le prouve l'étude de l'aliénation mentale. Quel est le régime alimentaire qui convient le mieux à l'homme? Est-ce la diète végétale ou la diète animale? Quelles sont les substances, appartenant à chacune de ces deux classes, que nous devons préférer? Il est certain d'abord que les végétaux, et même l'eau et le pain, pourraient nous suffire; la diète végétale convient si bien à l'homme, que, dans une foule d'états morbides, il éprouve de la répugnance pour les substances animales; néanmoins, les considérations anatomiques semblent faire pencher la balance du côté de ces dernières : en somme, les hommes sont naturellement omnivores et s'accommodent de régimes très-variés.

ART. 4. *Du mouvement et du repos.* — Le mouvement, ainsi que nous l'avons dit, est l'acte fondamental de la vie; mais nous ne parlons point ici des mouvements involontaires ou demi-volontaires, nous nous occupons surtout de ceux qui sont réglés par la volonté. Entre les uns et les autres il y a bien des analogies : les premiers, comme les seconds, ont aussi des régulateurs. Un grand principe pour les mouvements volontaires, c'est qu'ils doivent être prolongés plutôt que violents, et poussés jusqu'à une légère fatigue; il est bon de ne point passer brusquement d'un grand exercice à un repos complet, etc.

ART. 5. *Du sommeil et de la veille.* — Ces deux actes, comme l'exercice et le repos, sont placés justement parmi les choses non naturelles, parce qu'ils aident les forces naturelles. Le repos répare la locomotilité volontaire que l'exercice avait mise en jeu; le sommeil répare la sensibilité correspondante et les forces intellectuelles. La vie végétative peut se déployer alors sans trouble et avec plus d'énergie. Le sommeil ne saurait être expliqué par des causes simplement mécaniques, telles que la compression, l'humectation du centre sensitif, l'obscurcissement des esprits par des émanations vaporeuses, etc. Il ne suffit point de tenir compte des modifications organiques ou instrumentales; il faut remonter aussi jusqu'aux dynamismes et avoir égard aux facultés de l'âme, qui ne veut plus sentir et penser parce qu'elle éprouve de la satiété pour ces actes. Elle obéit alors par une volonté formelle ou tacite au besoin raisonné ou instinctif de reposer ses organes sensitifs et intellectuels, de mettre énergiquement en jeu ses autres facultés, de donner plus de développement à d'autres fonctions, etc. Pendant le sommeil, la vie végétative pure, la vie nutritive s'accomplit avec plus de puissance et de régularité. On objectera peut-être que la circulation est moins rapide, le pouls plus lent, la respiration moins fréquente : mais ces fonctions ne sont point exclusivement végétatives ; le système nerveux, intellectif, sensitif, locomoteur, n'a pas besoin de recevoir un sang aussi abondant et aussi stimulant ; les fluides et les forces viennent se concentrer vers les viscères nutritifs, et Hippocrate a posé ce principe : *In somno labor visceribus.* C'est pendant le sommeil que les organes élaborateurs et surtout les voies digestives travaillent le mieux. Le sommeil est troublé lorsque ce travail est pénible : la réciproque est également vraie. Le rêve est un demi-sommeil pendant lequel les sens éprouvent des sensations subjectives ; alors la mémoire, l'imagination veillent aussi ; l'entendement, la volonté mettent en œuvre ces matériaux ; la vie sensitive et morale s'exercent ainsi suivant des modes spéciaux subordonnés à ces conditions particulières. Dans l'ivresse, les différents narcotismes, ces modes spéciaux varient ; voilà pourquoi l'ivresse par le vin, la bière, etc., le narcotisme par l'opium, la belladone, le haschisch, etc., ont des modes distinctifs dont l'étude présente un très-grand intérêt. Il y a dans ces modes de curieux antagonismes : c'est ce que l'on voit, par exemple, pour l'opium et le vin. Nous ferons remarquer, en passant, que l'âme n'est jamais inactive dans toutes ses facultés à la fois, pas plus que l'organisme dans toutes ses parties : quand un ressort se relâche pour se reposer, l'autre se tend davantage pour mieux agir[1].

ART. 6. *Des excrétions.* — Les excrétions sont des choses non naturelles, en ce sens qu'elles ne sont point nécessaires pour l'existence pure, mais pour sa durée. Il s'introduit dans les corps vivants

---

[1] Des gradations analogues s'observent dans les divers êtres : les forces inorganiques (attraction, affinité, lumière, électricité, etc.) offrent leur plus grande puissance dans le règne inorganique ; là les éléments premiers sont plus nombreux et plus combinés. Dans le règne végétal et les animaux inférieurs, les forces élaboratrice, plastique, reproductive, ont plus d'énergie ; les animaux supérieurs ont les sens plus actifs et plus fins, quoique moins délicats que l'homme (l'aigle a la vue perçante, le vautour, le porc, le chien ont des facultés olfactives prodigieuses, etc.) ; enfin, l'homme seul a un entendement, un sens moral et religieux qui lui marquent sa destination sur cette terre et lui présagent ses destinées futures.

des substances inutiles ou nuisibles ; elles pénétrent seules ou unies à des matériaux utiles : il faut donc qu'elles en soient séparées, puis éliminées. La sécrétion opère la séparation, l'excrétion se charge du travail éliminateur.

ART. 7. *Des passions de l'âme.* — Tout n'est pas intellectuel, raisonné, tout ne se rapporte pas même à la sensation avec conscience, dans les passions de l'âme ; on y trouve aussi un élément matériel, organique, un autre dynamico-vital : il y a là un type dépendant de la crâse des solides et des liquides, de leur texture, de leur mécanisme instrumental, de leurs rapports avec la dynamité vitale ; ce type, transmissible par hérédité, se réfléchit sur le dynamisme intellectuel et moral, et lui crée des habitudes, des mœurs, dont les effets modifient le type primitif que lui a imprimé le suprême Créateur. Par là, l'embryon, le jeune enfant sucent en quelque sorte les passions de leur mère et de leur nourrice avec le sang et le lait qu'elles leur donnent en aliment : c'est ainsi que divers éléments passionnels qui peuvent tourner en habitude, s'introduisent en nous par tous nos rapports avec le monde extérieur. Il ne faudrait pas en conclure que notre dynamisme intellectuel et moral, et notre âme spirituelle qui le possède, sont dans une dépendance absolue de ces éléments étrangers : elle peut les dominer par sa force proportionnelle ou acquise ; elle peut les modifier par un juste discernement dans leur usage, mais on ne doit point méconnaître leur influence. Il importe, au contraire, d'étudier les lois de leur action, pour les diriger. Les changements qui surviennent dans la crâse matérielle, la texture, la disposition des organes, le dynamisme vital, retentissent dans les facultés intellectuelles et morales, et réciproquement. Si l'instrumentation mnémonique, imaginative, etc., est puissante, si leur dynamisme vital est vigoureux, les actes de ces facultés seront énergiques ; si vous les soumettez à un exercice convenable, leur instrumentation et leur dynamisme vital acquerront un développement correspondant. Ce principe est fécond en applications utiles dans l'agronomie, la zoologie, l'anthropologie physique et morale, surtout quand on songe aux transmissions instrumentales dynamico-vitales et sensitives par la voie de l'hérédité [1].

---

[1] *Voy.* Hippocrate, *Des airs, des eaux et des lieux* (texte, traduct. et comment. de Coray, 1800); — Galien, *Quod animi mores temperamenta*

Art. 8. *De l'habitude.* — A propos des passions, Stahl dit quelques mots sur l'habitude, nous nous en occuperons avec lui dans la pathologie. (*Voy.*, en attendant, la thèse de M. Gausserand.)

XI. De la nutrition. — « Jusqu'ici nous avons étudié, d'une part, la force vitale et ses actes considérés en eux-mêmes et d'une manière absolue ; d'autre part, cette force et ces actes examinés sous *un point de vue général*, dans leurs rapports avec les circonstances extérieures qui assurent leur développement et leur durée, nous allons maintenant ajouter quelques considérations qui feront connaître plus spécialement l'enchaînement et quelques détails intimes des fonctions nutritives. Ces recherches appartenant surtout à la *partie physique* de la physiologie, nous insisterons particulièrement sur les questions qui se rapportent à la *partie vitale*, aux *lois du dynamisme vital*, et nous montrerons que l'âme déploie ses forces directrices dans le gouvernement des fonctions nutritives, en poursuivant, à leur égard, ses tendances, ses intentions, ses volontés spéciales. »

Dans la nutrition, nous distinguons la succession régulière des actes suivants : l'*appétit directeur*, l'*insalivation*, la *rétention des boissons et des aliments*, leur *élaboration*, qui en fait des substances en rapport avec la crase de l'organisme, la *séparation des éléments réparateurs*, leur *distribution*, leur *assimilation* et leur *apposition dans toutes les parties*, enfin l'*expulsion des résidus*.

1° L'on s'est efforcé de séparer les appétits naturels, l'appétit vital nutritif, l'appétit sensitif. L'*appétit vital nutritif* est un acte volontaire de l'âme vivante, qui dirige, d'après son arbitre, conformément à ses intentions, à ses tendances vers un but fixé, les divers actes nutritifs : de là les manifestations de cet appétit qui se poursuivent pendant les songes, qui subissent tant de variations, de formes diverses sous l'influence de l'imagination et des passions. Cette remarque s'applique à tous les appétits vitaux. La *faim* est plus pressante, plus vive chez les enfants, les jeunes gens, les

sequuntur ; — Huarte, *Examen des aptitudes pour les sciences*, et le remarquable travail de Guardia sur ce sujet (1855). — *Voy.* aussi De Sèze, *Sur la sensibilité*, etc. Coray, De Sèze, Guardia sont des docteurs de notre École. Joignez à cela F. Bérard, art. *Passions* (*Rapports du physique et du moral*) ; — Lordat, sur le même sujet ; — S. Thomas, *Traité des vertus, des vices, etc.*, *dans la Somme*, etc.

hommes livrés à de rudes travaux corporels. L'*appétit* est plus incon-
stant, plus délicat : il choisit et varie ses préférences suivant les
pays, les états divers normaux et anormaux du corps et de l'esprit.
Mais la faim comme l'appétit naissent dans l'âme, et en partent,
indiquent ses idées, ses intentions, ses tendances, qui se formulent
dans la volonté pour s'exécuter par des mouvements. Toutes les
explications fondées sur des actes mécaniques, sur des dispositions
anatomiques, des stimulations physiques, chimiques, etc., sont insuffisantes : on doit voir là principalement des excitants, des éléments accessoires qui mettent en jeu la faculté appétitive de l'âme,
mais qui ne la constituent point. Avec une volonté forte, l'homme
peut résister à leurs sollicitations les plus puissantes et mourir volontairement d'inanition. Cela s'applique aux divers appétits.

2° *Élaboration digestive*. Un fait saillant dans ce travail élabo-
rateur, c'est la dissolution des substances alimentaires dans laquelle
la fermentation a une part remarquable [1].

Nous devons faire observer que cette fermentation est spéciale,
souvent différente de celle qui est naturelle aux substances élémentaires, à tel point, qu'elle arrête leur fermentation putride. L'élaboration digestive donne aux mêmes aliments chez les diverses espèces
(bœufs, moutons, chevaux, etc.), une crâse (*temperies*) analogue
à celle du sujet qui digère cet aliment.

Quel est le ferment digestif? Quelles sont ses sources? Y a-t-il un
suc gastrique spécial? Ce sont là des questions difficiles : nous croyons
que les sucs salivaire, pancréatique, biliaire, suffisent à tout [2].

Quels sont les vaisseaux qui absorbent le chyle réparateur extrait
des aliments? Nous pensons que ce sont particulièrement les vaisseaux chylifères, sans exclure les autres lymphatiques.

---

[1] Il n'y a pas seulement dissolution; on observe, de plus, une transfor-
mation : les féculents, les saccharins deviennent du glucose; les substances
protéimiques, de l'albuminose Les aliments gras subissent sans doute des
changements analogues après avoir été émulsionnés, etc.

[2] Il est inutile de faire observer que, dans tout cela, nous exposons en
général les opinions de Stahl, en les développant quelquefois; nous les
jugerons plus tard, en les appréciant d'une manière précise. On connaît
bien mieux aujourd'hui le rôle spécial des diverses glandes salivaires, du
suc gastrique, du liquide pancréatique, de la bile, etc. (*Voy.*, entre autres,
les remarquables travaux de M. Claude Bernard.)

Un point capital du travail assimilateur et désassimilateur qui se rencontre dans la nutrition, c'est la dissolution des éléments réparateurs et de ceux qui doivent être rejetés. De même que les éléments sont fluidifiés, dissociés avant d'être employés dans l'organisme, de même aussi les parties usées et vieillies de celui-ci sont liquéfiées et séparées : tout cela est de la physiologie physique. Ce que nous devons étudier avec plus d'attention, ce sont les actes du dynamisme vital, et le soin avec lequel il règle tout, en s'accommodant à tous les besoins. La quantité, les qualités des fluides élaborateurs, la durée du séjour dans chaque compartiment digestif, l'activité de l'absorption, etc., tout se fait avec une mesure d'autant plus admirable, qu'elle se modifie avec une foule de circonstances en se mettant avec elles dans une parfaite harmonie. Il y a là des marques manifestes d'une élection, d'une estimation tacite, d'un entier accord caché dans les forces et les actes divers; on y trouve partout un caractère intuitif échappant à la conscience, mais que l'observation et l'analyse viennent mettre en évidence. Ceci est encore plus saillant dans l'apposition des molécules nouvelles, se disposant d'après ce plan primitif ou suivant les modifications qu'elles doivent naturellement subir.

XII. DE LA GÉNÉRATION. — Les hommes qui se sont occupés avec le plus grand soin de la génération, et qui ont donné dans cet acte la part principale au sperme, ont pensé qu'il devait y avoir dans celui-ci un *esprit génital plastique créateur spécial*, ou *que l'esprit vital plastique général y recevait une modification spécifique* à laquelle il devait *sa puissance créatrice distinctive* ; en outre, ils lu ont attribué la connaissance *intuitive* de son œuvre de *création*, et la force motrice nécessaire pour construire le nouvel être au moyen de la matière organique qui doit le former. Mais à quoi bon multiplier ces esprits vitaux, génitaux, etc., sans nécessité, lorsque la faculté vivifique de l'âme, douée de cette science *intuitive*, de cette force plastique directrice que nous avons reconnue, peut suffire pour accomplir toutes ces fonctions ?

Nous ferons valoir à l'appui de notre animisme un argument puissant : si l'acte générateur plastique est étranger aux facultés de l'âme, pourquoi une affection morale vive, une passion violente, une impression qui frappe fortement l'imagination de la mère, altèrent-elles si énergiquement l'acte formateur du fœtus, qui, tout en étant un être indépendant, se trouve aussi, sous quelques rapports, un membre de plus ajouté à l'organisme de la mère à laquelle il s'est incorporé?

La faculté plastique de l'âme maternelle est évidemment modifiée par l'impression que reçoit sa faculté intellective et morale, et une modification correspondante vient retentir sur le fœtus, en tant que formant une portion intégrante de son corps; car le fœtus peut, dans de certaines limites, être comparé à un bourgeon spécial détaché de la mère, revêtu d'une existence indépendante, mais greffé pour quelque temps sur celle qui l'a conçu [1].

Ici, la viciation de l'acte plastique formateur du fœtus, qui se continue du côté de la mère, est en dehors du type normal que suit la faculté plastique directrice de l'âme; elle dépend de l'affection profonde produite par l'imagination, la crainte, le désir, etc., dans ses facultés psychiques, qui se réfléchit sur ses forces vitales et en trouble les opérations. Quel est le mécanisme intime de cette communication de l'âme du fœtus et de celle de la mère? On ne peut pas le dire exactement, mais le fait est constaté par l'observation [2].

XIII. DE LA SENSATION. — La sensation est un acte par lequel 1º nous percevons les modifications de notre âme et celles de notre

[1] De ces considérations on peut déduire le rôle important de la femme pour la perfection physique et morale des races et de l'humanité. L'homme porte en lui-même, un instant seulement, un des éléments de son enfant; la femme élabore longuement celui qu'elle doit fournir; puis elle garde pendant neuf mois, comme faisant partie de son corps, l'embryon et le fœtus. Durant neuf mois, elle le nourrit de son sang; pendant un temps plus long encore, elle nourrit de son lait ce fœtus devenu un enfant. Dans ses premières années, elle le nourrit encore de ses enseignements et de ses exemples. Enfin, quand l'enfant est adolescent, adulte, vieillard, c'est la femme qui l'entoure sans cesse de ses soins et de son amour. C'est la femme qui fait la famille, et par suite la société, dont elle est la base, le ciment et le lien; aussi les nations s'élèvent ou s'abaissent selon que la femme obtient ou perd le rang qu'elle doit occuper, le culte sage, juste, vrai, que l'homme doit lui accorder Voilà ce que le Christianisme enseigne; voilà ce que la Médecine devrait enseigner à son tour.

[2] La manière dont nous avons présenté le problème peut aider à le résoudre, en se renfermant dans des limites vraies, que Stahl a dépassées parce qu'il n'a point soumis les faits à une critique suffisante. Les lois d'évolution des malformations primitives dans l'espèce humaine offrent, par rapport à celles que l'on constate dans les autres êtres vivants, des modifications que nous pourrions expliquer.

corps, soit que ces dernières surviennent spontanément, soit qu'elles s'établissent à la suite de provocations extérieures; 2° nous apprécions ces modifications et nous éprouvons du plaisir ou de la peine, de la sympathie ou de l'antipathie, de l'amour ou de l'aversion : la faculté sur laquelle reposent ces perceptions et ces émotions se nomme *sensibilité.* Dans les actes de *sensibilité vitale,* les perceptions et les émotions sont obscures; elles échappent plus ou moins à une analyse nette et bien arrêtée. Dans les actes de *sensibilité animale, d'intelligence,* de *sentimentalité morale,* la perception et les émotions sont plus claires : on peut s'en rendre compte avec plus de précision. Par la sensibilité, la sentimentalité, accompagnées et suivies de tous les actes qui s'y rattachent, nous apprécions la convenance et la disconvenance du monde extérieur, des états de notre corps et de notre âme par rapport à nous-mêmes; nous nous y abandonnons, nous les recherchons, ou bien nous tâchons de nous y soustraire, nous les évitons. La sensibilité suppose entre ces modifications et nous un rapport intime, un lien secret par lequel elles nous sont pénibles ou agréables. A la sensibilité se rattachent nos sensations et nos sentiments physiques, nos sentiments affectifs (humanité, bienfaisance etc.), nos sentiments intellectuels et moraux les plus élevés (amour du vrai, du beau, de l'Être infini source unitaire et inépuisable du bien, du vrai, du beau). Si nous poursuivons le vrai malgré les nuages qui l'enveloppent; si nous admirons le beau malgré les voiles qui le couvrent; si nous tâchons de réaliser le bien malgré les obstacles que nous rencontrons en cherchant à l'accomplir; si nous nous élançons vers l'Être infini malgré la mystérieuse auréole qui l'environne de toutes parts, c'est que nous éprouvons pour ces œuvres un attrait irrésistible qui soutient et récompense nos efforts.

Il y a donc en nous une sensibilité physique, une sensibilité intellectuelle, une sensibilité morale (car tout cela sont des modes de sentir), et cette sensibilité nous fait apprécier le monde extérieur et notre monde intérieur de telle ou telle manière, agréable ou pénible, selon des rapports primitifs établis par Dieu même, mais qu'une foule de circonstances peuvent modifier. Quand ces rapports restent normaux et se perfectionnent dans ce sens, nous aimons, dans la sphère physique intellectuelle et morale, ce qui est vraiment beau, bon et vrai ; nos appétits, nos aspirations, notre volonté libre nous dirigent dans cette voie ; nous donnons au beau physique, intellectuel et moral, la part qui lui revient, subordonnant le premier au second, l'un et l'autre au sens moral. Quand ces rapports sont intervertis, nous dévions vers des voies d'autant plus funestes que la perversion elle-même est plus profonde. Envisagée à ce point de vue général, la sensibilité joue un grand rôle dans la vie physique, intellectuelle et morale ; Stahl l'a compris, mais il n'en a guère montré ici qu'un côté. C'est surtout à l'École de S. Thomas qu'il faut remonter pour trouver la doctrine dans son ensemble : le Thomisme, sous ce rapport, n'a pas été suffisamment étudié. Les médecins et les psychologistes ont, presque tous, sur la sensibilité, des idées inexactes ; elles manquent de largeur, de précision, de justesse. Stahl nous avertit, du reste, qu'il ne veut s'occuper ici que de la sensibilité considérée dans ses relations avec les objets externes et physiques : « *De sensibus internis ullam prolixitatem subire placet* » ; il nous annonce aussi que l'étude intime de la sensation, *non pertinet ad physiologiam medicam*, et qu'il en traitera *minimâ prolixitate,* aussi brièvement que possible.

Il serait néanmoins assez facile de trouver dans ce chapitre si court les germes évidents d'une doctrine complète, dont plusieurs points fondamentaux sont énoncés souvent par quelques mots dont on n'aperçoit pas d'abord la portée ; mais ceci exigerait un long commentaire, qui se trouvera dans la suite de notre travail.

Stahl a cependant esquissé un cadre et posé d'utiles jalons, par exemple, dans les §§ IX et XVII ; il a insisté sur un fait majeur : l'activité de l'âme dans la sensation.

L'âme a la faculté de tendre volontairement ses organes et ses facultés sensitives, de les actualiser par rapport à un but ; l'âme humaine a conscience de son action, de l'effort qu'elle lui coûte, et c'est ainsi qu'elle arrive à la connaissance nette et vraie de sa volonté, de sa personnalité, de sa liberté. Là-dessus repose la solution complète du problème psychologique le plus important et le plus difficile, sur lequel les hommes les plus éminents discutent encore aujourd'hui, et que l'on n'a qu'imparfaitement élucidé. Maine de Biran, marchant sur les traces de Stahl et de Leibnitz, a bien vu qu'il fallait partir de l'effort actif et volontaire de l'âme ; mais il n'a

point assez précisé le point de départ et le but, et il a frappé par
côté. Il manque là plusieurs éléments majeurs que nous devrons
développer. Maine de Biran a cru que l'homme arrive à la connaissance de sa personnalité par le sentiment de l'effort musculaire
que dirige sa volonté ; mais ce sentiment est purement physique, et
l'animal l'a comme nous ¹. C'est dans l'effort intellectuel et moral,
effort volontaire et indépendant, dans lequel l'homme exerce librement sa volonté, qu'il a le sentiment de sa personnalité libre et volontaire, et qu'il trouve le sentiment de son *moi*, des limites que lui
impose son organisme matériel, une puissance supérieure, celle du
Créateur, etc. Il arrive ensuite à une notion précise de sa personnalité par un travail très-compliqué qui lui permet de transformer
ce sentiment en une connaissance scientifique. Il faut pour cela qu'il
s'élève aux idées générales de cause et d'effet, de substance et d'ac-
cident, d'esprit, de matière, de vie, etc. Mais ce sont là des
questions de haute psychologie, très-obscures et très-difficiles quand
on n'a pas le fil conducteur, très-claires et très-lumineuses dès qu'on
a saisi le nœud de la difficulté. C'est surtout en abordant ces sujets
que brillent S. Paul, S. Augustin, S. Thomas et leurs grands
disciples.

CONCLUSION. — Nous avons dit précédemment que nous nous
proposions d'examiner : 1° ce que Stahl a emprunté à ses prédécesseurs ; 2° ce qui lui appartient en propre ; 3° l'influence qu'il a
exercée sur tous ses successeurs jusqu'à ce jour. Les documents
que nous avons déjà fournis sur ces trois points importants, seront
bientôt complétés. Nous nous bornerons, en ce moment, à faire
observer que l'impression produite par les écrits de Stahl et de ses
disciples, joints surtout à ceux des médecins de Montpellier, fut si
grande, que le triomphe des doctrines Hippocratiques mises à la
hauteur des travaux modernes fut définitif et universel dans le
monde médical. Les grands chefs de l'iatromécanisme et de l'iatro-
chimisme, Hoffmann et Boërhaave, abandonnèrent furtivement leur

---

¹ *Voy.* la thèse de M. Gausserand, où ce sujet n'a pu être qu'indiqué. —
Voy. aussi F. Bérard, *Rapports du physique et du moral*. Le physiologiste
de Montpellier est remonté plus haut que M. de Biran, et cependant sa
théorie est encore incomplète, soit dans son ensemble, soit dans ses applications.

système, pour se rallier à l'Hippocratisme Stahlien, ainsi qu'on l'a démontré dans notre École. Baglivi, solidiste plus ou moins mécanicien en physiologie, devint de plus en plus vitaliste, naturiste, Hippocratiste en pathologie, et déclara qu'il fallait, au lit du malade, abandonner toutes les théories physico-chimiques. Dès-lors, tous les médecins sérieux du XVIIIᵉ siècle arborèrent le drapeau du Vitalisme, et furent classés en Stahliens purs et Stahliens mitigés ou demi-Stahliens. On citerait difficilement quelques hommes remarquables dont les écrits soient restés et méritent d'être consultés, qui ne se placent pas eux-mêmes ou qui ne puissent pas être placés dans l'une de ces deux catégories. La plus nombreuse est celle des Stahliens mitigés, c'est-à-dire des Vitalistes qui modifièrent et perfectionnèrent le Vitalisme Stahlien en le ramenant à un Hippocratisme plus pur, plus expérimental, plus pratique, plus largement enrichi par les travaux de tous les siècles, et par les conséquences rigoureuses que l'on pouvait tirer du Stahlianisme même et que le chef de cette doctrine n'en avait pas fait sortir. Parmi les Stahliens purs ou mitigés les plus éminents, parmi les grands Vitalistes du XVIIIᵉ siècle, nous pouvons citer : en Allemagne, en Suisse et dans les pays du Nord en général, Haller, Unzer, Gorter, Junker, Kaaw Boërhaave, Van-Swiéten, Stoll, De Haën, les deux Plater, Zimmermann... ; en Angleterre, les deux Hunter, Monro, Porterfield, Cullen, Pringle, Whytt, etc. ; en Italie, Morgagni, Bianchi, Zinnani, Porta, Spallanzani, Fontana, etc. ; en France, Fabre, Lecat, Du Hamel, Quesnay, la plupart des membres de l'Académie de chirurgie, Nenter et plusieurs médecins illustres de Strasbourg ; enfin, l'École de Montpellier, qui se plaça au premier rang dans les voies du vitalisme moderne, comme elle l'avait fait dans celles du vitalisme antique, successivement perfectionné par les travaux des grands médecins de toutes les époques. On vit sortir de ses rangs un nombre considérable d'hommes supérieurs qui se répandirent de tous côtés en France et dans les pays étrangers, peuplèrent les universités et les académies, défendant, agrandissant, propageant la doctrine traditionnelle par la puissance de la parole, par le charme, la vigueur, la solidité de leurs écrits. Lapeyronie fonda l'Académie de chirurgie ; Ferrein donna une impulsion nouvelle à l'Académie des sciences, au Collége royal, au Jardin des plantes de Paris, et à l'Université de Greiswald dont il fut quatre fois recteur; Bordeu, Astruc, etc., formèrent autour d'eux à Paris une école puissante qui fit reposer l'Hippocratisme sur des bases si solides que les plus grands efforts ne sont pas parvenus à les ébranler; Tissot dans la Suisse française, M.-A. Petit à Lyon, Bichat, Bayle, Laënnec, De Sèze, Lieutaud, Portal, Pinel, Maine de Biran[1], et une foule d'autres médecins éminents, donnèrent, sur tous les points de la France, une forme nouvelle au Vitalisme, qui s'étendit et se perfectionna de jour en jour. Enfin, Sauvages, de Lamure, Venel, Barthez, Grimaud, Fouquet, Lafosse, Vigarous, etc., etc., professeurs à Montpellier, y portèrent la doctrine traditionnelle au plus haut degré de splendeur.

Cette impulsion vigoureuse n'a point cessé de se faire sentir pendant la plus grande partie du XIXe siècle, surtout dans le Midi de la France, en Italie, en Espagne, en Angleterre, en Suisse, en Allemagne et dans tous les pays du Nord. Obscurci un instant, dans quelques écoles, par le génie aventureux des Organiciens, qui ont voulu créer une doctrine hybride où le physico-chimisme exagéré s'est uni à un vitalisme nominal mal analysé, l'Hippocratisme reprend aujourd'hui un nouvel essor, et ramène à lui avec une force croissante ses adversaires les plus éminents, en se servant des armes même avec lesquelles on a cherché à le combattre, et en tirant des conclusions légitimes des documents précieux que nous ont fournis les grandes recherches des physiciens, des chimistes, des vivisecteurs, des histologistes, de la zoologie, de la physiologie végétale, etc. L'Allemagne surtout et les pays du Nord sont restés profondément Stahliens; les plus illustres professeurs de ces universités nombreuses auxquelles nous devons, en physiologie, des travaux si importants, portent tous l'empreinte du Professeur de Halle, dans les points même où ils semblent en être le plus éloignés. Il est facile de s'en convaincre, quand on connaît à fond le

---

[1] Bichat, père de Xavier Bichat, fut, avec M.-A. Petit, le premier maître de l'illustre auteur de l'*Anatomie générale*. Laënnec l'oncle, élève de notre École, enseigna nos doctrines au professeur de Paris, dont le *Traité de l'auscultation* et les autres écrits portent partout l'empreinte de l'Hippocratisme. Maine de Biran, père du philosophe, fut un médecin remarquable élevé dans nos doctrines.

Stahlianisme, en méditant les écrits de Meckel, Burdach, Müller, Carus, Heule, Schwann, Wagner, Lehmann, Gurlt, Frérichs, Valentin, etc. Citons un seul passage de Müller [1] : « Si Ernest Stahl avait connu les faits que nous signalons, il se serait attaché avec une force nouvelle à la doctrine par laquelle il soutient que l'âme, raisonnable elle-même, est le premier moteur de l'organisation; qu'elle est elle-même l'artisan suprême et unique de la puissance organisatrice ; que l'âme construit, développe, conserve et maintient son corps par des actes harmoniques, d'après des lois primitives qui résident dans sa propre activité ; que c'est elle qui guérit les maladies par sa force active organisatrice. Les contemporains, les disciples et les successeurs de ce grand homme n'ont pas compris sa doctrine dans son entier, quand ils ont cru que, dans la pensée Stahlienne, la faculté de l'âme qui crée les idées avec intention et conscience, est aussi celle qui donne l'impulsion à l'organisme simplement vivant......... La force plastique organisatrice ne saurait être regardée comme identique à la conscience, et ses créations, aveuglément soumises aux lois de la nécessité, ne peuvent être comparées à la formation libre des idées. Nos idées, dans cet ensemble qui constitue un tout organique unitaire, ne sont que des représentations, des images scientifiques dont nous avons conscience, tandis que la force organisatrice, la cause première de la vie organique dans l'être vivant, est une force créatrice qui imprime à la matière des changements harmoniques [2]. L'être organisateur, l'organisme, est constitué par l'association harmonique unitaire de la puissance organisatrice et de la matière organique ; elle est l'unité harmonique de ces deux facteurs. Peut-on assurer que ces deux facteurs aient jamais été séparés, que la force vitale créatrice, les principes proto-plastiques représentés par les *idées* typiques de Platon considérées comme des êtres indépendants, aient été primitivement unis à la matière? C'est un problème que l'on ne peut

---

[1] Nous traduisons directement le texte allemand, pour éviter les infidélités que Jourdan a laissé plusieurs fois échapper dans une traduction trop rapide.

[2] La pensée que Müller émet dans ce passage se comprend, mais l'expression en est obscure : nous l'avons traduit textuellement pour ne pas l'altérer.

résoudre scientifiquement[1]. » Müller dit ailleurs, dans son Parallèle de l'âme et de la force vitale : « S'il est permis de séparer l'âme de la force vitale, on peut remarquer, etc... » Ses idées, à ce sujet, sont vagues, flottantes, mal arrêtées ; sa psychologie est tronquée, défectueuse : c'est la partie la plus faible de ses travaux. Burdach, plus profond sous ce rapport, n'a jamais abordé ces sujets de front ; il s'est contredit plusieurs fois, et semble avouer une compétence insuffisante pour des questions dont il proclame cependant toute l'importance. Nous sommes plus avancés en France, et nous pouvons donner aujourd'hui des solutions précises d'une haute valeur pour la morale et la civilisation.

[1] Müller, *Hanbuch der Physiologie*, T. I, pag. 24. — Ici M. Jourdan n'a point compris le texte ; il n'a pas senti la force du mot *getrent* (séparé), et ne l'a point traduit : là réside tout le sens de ce passage. Müller fait allusion aux *idées séparées* de Platon, qui, pour le philosophe grec, sont des principes vitaux, pensants, etc., des êtres animateurs. Les traducteurs de Platon, Aristote, Hippocrate, Galien, ont généralement mal compris leurs textes, au point de vue de leur doctrine philosophique et de leur théorie première qu'ils ont singulièrement altérées. C'est une œuvre à reprendre en entier.

FIN.

RÉFLEXIONS

SUR L'INTRODUCTION DE M. BLONDIN A LA PHYSIOLOGIE DE STAHL.

❦

1. L'introduction de M. Blondin, écrite par lui quand la traduction de la Physiologie Stahlienne avec ses notes, notre argument et notre commentaire étaient imprimés, doit être considérée comme contenant l'idée fondamentale, le résumé des opinions de M. Blondin sur la physiologie de Stahl. L'auteur a eu le soin d'y développer, comme nous avions commencé à le faire jusque-là, d'un commun accord, ce dogme principal. « Le monopsychisme dynamique, emprunté à la tradition Mosaïque, forme la base de l'anthropologie hippocratico-socratique du Platonisme, de l'Aristotélisme, du Galénisme, des grandes Écoles Alexandrines, de même qu'il constitue, en s'agrandissant et en s'épurant, le *principe législateur* de l'anthropologie chrétienne, depuis son origine jusqu'à nos jours. »

Afin d'éviter des répétitions tout au moins inutiles, M. Blondin s'est appuyé sur de nouveaux textes, qui avaient été mis en réserve, et qui donnent plus de force et de précision à la pensée générale que nous poursuivons tous les deux : les travaux de M. Tissot conduiront au même résultat, en suivant une autre direction. Cette méthode est celle qu'adopteront toujours nos collaborateurs : unité de vues dans l'ensemble et les tendances définitives; variété dans les détails, les moyens et les procédés, pour arriver au résultat final.

MM. Sales-Girons et Bussemaker, dans un examen dont nous reconnaissons les intentions bienveillantes, ont paru craindre que, par un amour extrême de la conciliation, nous ne soyons conduits à identifier des doctrines que l'on regarde, *à tort*, comme radicalement antagonistes, par exemple le Platonisme et l'Aristotélisme. Hâtons-nous de les rassurer : nous sommes convaincus (et nous espérons le démontrer irrécusablement) que les doctrines de l'Académie et du Lycée, différentes sous certains rapports, sont tout-à-fait semblables au point de vue des idées principales puisées aux mêmes sources, dans la révélation primitive et dans la conscience intime de l'humanité, c'est-à-dire dans cette double lumière divine qui nous éclaire tous au-dehors et au-dedans. Si l'on croit généralement le contraire, c'est que l'on compare habituellement le faux

9

Platon avec le faux Aristote. Dès qu'on leur arrache le masque sous lequel la plupart des traducteurs et des commentateurs nous les ont cachés, surtout pendant le XVIIIe siècle (dont nous avons trop long-temps subi l'influence), l'erreur se dissipe et la vérité brille de tout son éclat. Pour le démontrer, il suffit d'invoquer le témoignage de ces deux grands philosophes eux-mêmes, bien traduits sur leurs textes et bien interprétés ; il suffit de recourir aux chefs de la haute scholastique, de la renaissance, du XVIIe siècle ; il suffit, en un mot, de substituer l'histoire à des romans historiques plus ou moins ingénieux dont on nous berce encore, comme si nous n'étions que de vieux enfants. Parmi les nombreux auteurs de premier ordre qui ont reconnu les liens intimes qui unissent Aristote et Platon, nous n'en citerons que deux en ce moment, Cicéron et S. Thomas.

« *Platonis autem auctoritate, qui varius et multiplex et copiosus fuit, una et consentiens duobus vocabulis philosophiæ forma insti-tuta est, Academicorum et Peripateticorum, qui rebus congruentes, nominibus differebant,... utrique Platonis ubertate completi. Quæ quidem erat duobus primò, ut dixi, nominibus una. Nihil enim inter Peripateticos et illam veterem Academiam differebat. Abun-dantiâ quâdam ingenii præstabat, ut mihi videtur Aristoteles ; sed idem fons erat utrique, et eadem rerum expetendarum fugienda-rumque partitio*[1]. » L'opinion de Cicéron serait, comme on le voit, bien absolue, si on l'acceptait dans toute sa rigueur.

Écoutons maintenant S. Thomas : « *Aristoteles plerùmque quandò reprobat opiniones Platonis, non reprobat illas quantùm ad opi-niones Platonis, sed quantùm ad sonum verborum ejus. Omnia enim Plato figuratè dicit, et per symbola docet, intendens aliud per verba quàm sonent ipsa verba : ideò ne aliquis propter ipsa incidat in errorem, Aristoteles disputat contrà eum quantùm ad id quod verba ejus sonant*[2]....

« Quand Aristote semble combattre Platon (dit le docteur angé-lique qui avait tant étudié ces deux beaux génies), il attaque seule-ment le plus souvent sa forme, son élocution, plutôt que le fond de sa pensée : c'est qu'en effet, Platon se sert ordinairement d'un style figuré, de métaphores, de symboles qui voilent sa pensée même ; c'est pour que ses lecteurs ne s'y trompent point, qu'Aristote a le soin de combattre ces expressions, ces formes vicieuses, afin de les rectifier. »

[1] Cicéron, *Academ.*, lib. 1, cap. 9.
[2] S. Thomas, Comment. sur le traité *De animâ* d'Aristote, *lib.* 1, *lectio* 8, t. III des œuv. complèt. in-fol., 2e part., p. 21.

La doctrine de Platon est difficile à comprendre parce qu'il est trop ample, trop poétique, trop symbolique, trop figuré ; parce qu'il met des personnages en scène sans que l'on découvre aisément quel est celui qui parle en son nom ; parce qu'enfin ses théories fragmentées ne résultent que de l'ensemble de ses écrits. Aristote, de son côté, est concis, obscur, nerveux ; il fait mille détours pour éclaircir à fond chaque sujet, et ne conclut définitivement qu'après avoir démontré ; souvent un mot, insignifiant en apparence, éclaire seul toute sa pensée. L'antagonisme radical que l'on a cru trouver entre ces deux génies législateurs, tient à ce qu'on n'a pas suffisamment lutté contre ces difficultés, dont on peut, sans trop de peine, donner la clef aux hellénistes versés dans l'histoire de la philosophie. Cette clef se trouve surtout dans Albert le Grand et S. Thomas comparés aux Coïmbrois, à Marsile Ficin et à ses disciples, à Bossuet. Cette clef, une fois découverte, peut être beaucoup simplifiée ; alors on est étonné de l'accord qui règne entre eux dans les profondeurs de leur pensée, et des immenses trésors que l'on peut y puiser à pleines mains ; alors aussi la philosophie moderne et l'histoire humanitaire s'éclairent de vives lumières, que l'on commence à entrevoir aujourd'hui, et l'on comprend pourquoi chacune de nos écoles philosophiques a un Platon et un Aristote qui ressemblent médiocrement à ceux d'une autre école (quand ils n'en diffèrent pas tout-à-fait), parce qu'ils ressemblent peu aux véritables modèles. Nous espérons, dans la suite de notre travail et surtout dans des études spéciales, faire partager à nos lecteurs nos profondes convictions.

Ces réflexions s'appliquent à beaucoup d'autres auteurs, philosophes et médecins. Nous les plaçons ici afin que l'on ne se hâte point de croire que nos tendances conciliatrices sont une entreprise neuve et téméraire qui ne repose sur aucun document positif. Elles ont pour elles l'autorité traditionnelle des plus grands esprits trop long-temps méconnue, des textes irrécusables, et les lois mêmes de la nature humaine. Quand il s'agit d'idées législatrices, il y a toujours entre les génies du premier ordre de larges surfaces de contact, de même qu'entre les axiomes vrais il se trouve constamment un rapport intime, même quand ils semblent contradictoires. Le but suprême de la science progressive consiste à trouver le lien, le moyen de transition, malgré les résistances et les réclamations de ceux qui en nient l'existence par cela seul qu'ils ne l'aperçoivent pas.

II. M. Blondin affirme avec nous que Platon n'admet chez l'homme qu'une âme unitaire douée de plusieurs facultés. Cette doctrine est évidente quand on médite Platon ; la doctrine opposée, quoique dominante depuis plus d'un siècle, ne soutient point un examen approfondi. Aux textes cités par M. Bloudin, nous pourrions en ajouter beaucoup d'autres: bornons-nous aux suivants qui sont démonstratifs. « Καθάπερ εἴπομεν πολλάκις ὅτι τρία ψυχῆς τριχῆ ἐν ἡμῖν εἴδη κατῴκισται..... » (*Timée* de Platon). « Ainsi que nous l'avons répété souvent, il y a dans notre âme trois forces ou facultés (εἴδη); chacune a ses mouvements, ses forces motrices; il y a ainsi dans notre âme trois sphères, trois régions, τοὺς τρεῖς τόπους τῆς ψυχῆς. Chacune des facultés de l'âme agit particulièrement sur une région centrale du corps : l'encéphale, la poitrine, le système abdominal. De ces facultés, l'une est raisonnable et raisonnante (λογιστικόν), elle est ἀρχὴν ψυχῆς ἀθάνατον, le principe immortel, inaltérable ; l'autre est ἀλογιστικόν, ἐπιθυμητικόν, instinctive, concupiscible (c'est la plus inférieure) ; la troisième (moyenne) est le θυμός, θυμοειδής, placée entre les deux. » Cette doctrine est surtout bien développée dans le quatrième livre *De la république* [1]. Platon découvre d'abord dans l'âme deux facultés diverses : l'une, source de la raison et du raisonnement, de la pensée ; l'autre, source des désirs, des besoins corporels (par celle-ci nous avons soif, faim, etc...) ; ces deux facultés, il les nomme bien δύο ἡμῖν εἴδη ἐν ψυχῇ ἐνόντα (pag. 367). La troisième faculté θυμός est aussi pour lui un εἶδος ou ἀρχὴ τῆς κινήσεως, une faculté ou force principe de mouvement. Les textes de Platon n'offrent aucune ambiguité. Le chef de l'Académie, objecte-t-on, dit quelquefois ψυχῆς μέρη des parties de l'âme. Mais il dit souvent μέρη καὶ εἴδη, des parties ou facultés, et Aristote, dont le monopsychisme n'est pas douteux, s'appuie sur Platon, admettant τριμεροῦς δὲ τῆς ψυχῆς λαμβανομένης κατὰ Πλάτωνα....... Dans son traité *De placitis Hippocratis et Platonis*, Galien dit que la doctrine d'une seule âme douée de trois facultés est commune à Hippocrate et à ses deux disciples Platon et Aristote; il emploie μέρη (parties) comme synonyme d'εἴδη et ἀρχαί, c'est-à-dire de facultés et principes. Remarquons d'ailleurs que Platon met toujours ψυχῆς au singulier : « Il y a trois parties, facultés, principes de mouvement dans notre âme unitaire. » On dit encore: Pourquoi Platon assigne-t-il à ces facultés un siège corporel différent? On veut qu'un spiritualiste donne à une faculté incorporelle un siège matériel, et l'on prête à Platon une pareille énormité ! Pourtant, la pensée du philosophe grec est bien claire; chaque faculté a, dans le corps, un siège principal d'action, un instrument, et non pas une habitation où elle est matériellement fixée. Qu'un

---

[1] Voy. *De republicâ*, lib. 4, Bitonti, T. VI, p. 360 et suiv.

matérialiste attache la pensée, l'amour, etc... à un point matériel, cela est très-logique pour lui, puisque c'est une partie du cerveau qui pense, une autre qui aime, une troisième qui se souvient, etc.; mais imposer cette doctrine à un spiritualiste, c'est une aberration qui ne saurait s'expliquer que par les vices de la doctrine matérialiste même, hérissée de contradictions, et partout en opposition avec l'expérience la plus simple, la raison la plus commune, la morale la plus vulgaire. S. Thomas explique très-bien le sens du mot *partes animæ*. « Potentiæ animæ *dicuntur* partes ipsius : *tres partes animæ communiter assignantur, scilicet* anima *vegetabilis, sensibilis et rationalis*[1]. — Les *virtualités* de l'âme sont nommées ses parties; il y a donc dans l'âme trois parties : l'âme végétative, l'âme sensitive, l'âme intellective..... » Ainsi, quand on dit l'âme végétative, sensitive, intellective, c'est comme si l'on disait la partie ou virtualité ou faculté végétative, sensitive..... Dès-lors, sa conclusion, dont les termes ont prêté à divers abus, devient claire : « *Quinque distincta sunt potentiarum animæ genera, vegetativum, sensitivum, appetitivum, motivum secundùm locum, intellectivum; tres animæ, vegetativa, sensitiva, intellectiva; quatuor modi vivendi, vegetativum, sensitivum, motivum secundùm locum, intellectivum.* »

III. Le passage de Barthez que nous avons cité[2] prouve combien notre illustre Chancelier trouvait étrange qu'on plaçât entre l'âme pensante et le corps, une seconde *âme substantielle*, moitié spirituelle moitié corporelle, servant d'intermédiaire entre les deux. Un pareil être serait semblable à la chimère antique. Rien, au contraire, de plus logique, de plus naturel, que d'admettre dans l'âme unitaire une faculté vivifique servant à unir au corps les facultés intellectuelles et morales, et constituant ainsi le lien du physique et du moral. Telle est la pensée exprimée dans la Genèse et développée par les Pythagoriciens, Hippocrate, Platon, Aristote, etc.

Dans la tradition judaïque, la vie (la faculté vivifique) se manifeste surtout dans le sang, qui, par là, est un des grands liens entre l'âme et le corps : c'est précisément ce que dit Hippocrate : « Le sang est le lien (δέμα) entre l'âme et le corps »; aussi, ajoute-t-il : « *Sanguis facit desipere.* — Les altérations du sang et des fonctions vasculaires produisent la folie. » C'est en poursuivant la même idée qu'Aristote regarde le cœur comme jouant un grand rôle dans l'exercice des facultés sensitive et intellectuelle; mais cette action

[1] *Summ. theol. prima pars*, quest. 88, art. 1er.
[2] *Voy.* Réflexions et Commentaires sur la physiologie, T. II, p. 551.

du cœur, ainsi qu'il le fait remarquer, n'est point immédiate. Pour Galien, qui accepte cette doctrine, les facultés vitales (dont l'action se rattache spécialement au système vasculaire et à l'hématose), servent de lien aux facultés naturelles (celles de la vie nutritive) et aux facultés animales (de la vie de relation). Ces idées fondamentales du Mosaïsme, de l'Hippocratisme, du Christianisme, étendues et perfectionnées dans le sein de notre École depuis son origine, forment une des bases du Stahlianisme. Notre Grimaud a très-bien compris l'importance du Monopsychisme mosaïco-hippocratique de Montpellier et de Stahl : « Ce beau génie (Stahl) avait bien vu, comme Hippocrate et tous les philosophes théistes, que la raison d'*individualité* d'un être vivant ne pouvait se trouver que dans l'*unité* du principe qui l'anime [1].... »

Du reste, M. Lordat a cru long-temps, ainsi que Barthez, que la substantialisation de la force vitale est une hypothèse, aussi bien que l'animisme, et qu'il faut s'en tenir à l'unité vitale, comme un fait, sans chercher à l'expliquer. « C'est cette unité et cette harmonie qui ont de tout temps frappé les médecins, et pour l'explication desquelles ils ont souvent admis *des causes hypothétiques, telles que des êtres d'une nature intermédiaire entre l'âme et le corps, ou l'action immédiate, non réfléchie et non sentie, de l'être pensant* [2]. »

Nous croyons que le Monopsychisme didynamique de Stahl, auquel on peut ramener aisément le double Dynamisme de M. Lordat, peut servir de base à la théorie médicale la plus satisfaisante, en ajoutant encore quelque chose à la circonspection dont Stahl nous a donné l'exemple, après Hippocrate et les Hippocratistes de Montpellier. M. Lordat, avec les qualités éminentes qui le distinguent, a répandu dans l'anthropologie une foule de vues lumineuses dont nous devons profiter.

[1] Grimaud, *Physiol.*, chap. 4, pag. 926.
[2] M. Lordat, *Conseils sur la manière d'étudier la physiologie*, 1813, pag. 121.

FIN.